ent Brain Fog

脳をフリーズさせない 8つの方法

築山 節
Takashi Tsukiyama

三笠書房

はじめに

目を動かす。気持ちよく歩く。声に出して読む……
「フリーズする脳」が「冴える脳」に変わる！

「…………」（あれ？　今何を言おうとしていたんだっけ？）

まるで、パソコンがフリーズして操作不能になるように、脳でもある機能が突然働かなくなって「空白」が生じる瞬間があります。


「上司から話を振られて、思わず言葉に詰まってしまった」

「顧客からの電話にうまく対応できず、思考が停止してしまった」

「上のフロアに移動したものの、何をしに来たか忘れてしまった」

「思考がすぐに途切れてしまって、なかなか集中できない」

「知っているはずの人や物の名前が、なぜか思い出せない」……。

当たり前にできると思っていたことが、思いがけずできない瞬間。そのもどかしさは、誰もが一度は経験したことがあるでしょう。

フリーズする脳——。

これは年齢や病気とは関係なく、**じつは誰にでも起こる現象**です。たまにフリーズが起こる程度でしたら、大した問題ではありません。

ところが、「脳がフリーズする頻度が増えてきた」「脳がフリーズする時間が長くなってきた」といった場合、要注意です。その状態を**放置しておけば、いずれ深刻な脳機能不全を招く**ことになるからです。

先に挙げたような脳のフリーズ現象は、特に意識しない限り、日常の些細な出来事として済ませてしまうこともできます。「もう歳だから仕方がないよね」などと言って、さらっと流してしまう人は少なくないでしょう。

でも、そこで立ちどまって、「なぜそういうことが起こったのか」「なぜ脳がフリーズする時間が増えているのか」をよく分析・検討してみると、その人の置かれている**環境や脳の使い方に問題がある**ことがわかってきます。

「脳がフリーズしたのは、体が発する重要なサイン」

そう考えて脳の使い方を見直していけば、症状の悪化を防ぎ、いつまでも脳を冴えた状態に保つことができます。その具体的な方法を示していくのが本書のテーマです。

日常生活の工夫で、脳は冴えていく

脳は、「環境」によってつくられています。環境がさまざまな情報や刺激を与え、知らず知らずのうちに脳を訓練させているのです（ここで言う環境とは、仕事や学校、家庭、人とのかかわり方など、その人を取り巻くあらゆる物事のことです）。

だから、本来、脳の機能は簡単には低下しないようにできています。

ところが、環境がつねにバランスのいい訓練の機会を与えてくれるとは限りません。

特に現代人の生活には、**脳の使い方を偏らせる要素**が多分にあります。

たとえば、一日中パソコンに向かっている。コミュニケーションは基本的にメールで行なう。わからないことがあれば、すぐにインターネットで検索する。そして、暇さえあれば、スマホをいじっている……。

こうした生活を続けていけば、当然、脳の使い方は偏ってしまい、脳が訓練される機会自体が失われてしまいます。

私たちの脳では、千数百億個とも言われる神経細胞が、想像を絶する複雑さで回路を張り巡らせ、人間らしい高度で多種多様な活動を司っています。

しかし、そのネットワークは、**骨や筋肉と同じように、使わなければ衰退**し、無意味な細胞の集まりに戻ってしまいます。

脳がフリーズするというと、何か特別な原因があって起こるように思えますが、けっしてそんなことはないのです。

これは**若者や働き盛りの人も同様**です。事実、二〇代、三〇代の若者が、脳機能の低下を訴えて私の外来を訪れることもあります。

逆に、歳を取ると、記憶力が低下したり、考える力が低下すると言われますが、必ずしもそうとは限りません。

人間の**脳は正しく使い続ければ、何歳になっても「冴えた脳」を保つことができる**のです。

私はこれまで、脳神経外科医として、さまざまな患者さんの脳機能を回復させるお手伝いをしてきました。その経験をもとに、本書では「**脳をフリーズさせない8つの方法**」を具体的に紹介していきます。

脳をフリーズさせないためには、頭で考えているだけでなく、「実際に行動する」ことが大切です。

「**対面で話す機会を増やす**」「**こまめにメモを取る、見返す**」「**よく歩く。よく目を動かす**」「**耳からの情報を増やす**」「**手で書く。声に出して読む**」……。

このようにして、体を使った方法で、脳の偏った使い方を改善していくのです。

どれも、日常生活の中で負担を感じずにできる方法ばかりです。

ぜひ、気になったものから取り組んでみてください。日常的に実践していくと、**どんどん脳が冴えていき、生活が快適になっていく**と思います。

本書が、少しでも皆様の脳と体の健康にお役に立てれば幸いです。

築山　節

『脳をフリーズさせない8つの方法』◇もくじ

2章 「名前が出てこない」を解決!

3章
「ぼんやりしてしまう」を解決！

4章 「もの忘れが激しい」を解決！

5章 「話がうまく聞き取れない」を解決！

6章 「最近、無口になった」を解決！

7章

「前より仕事ができなくなった」を解決！

8章

「すぐに感情的になる」を解決!

脳をフリーズさせない方法①

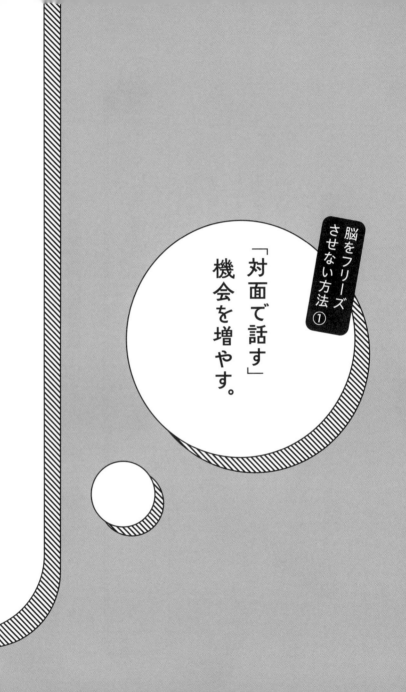

「対面で話す」機会を増やす。

1章

「不意に言葉に詰まる」を解決！

「脳がフリーズする人」には共通点がある！

私はこれまで、脳機能の低下に悩む患者さんたちを数多く診てきました。不意に言葉が詰まる、思考が止まる、よくもの忘れをする……。症状はさまざまですが、彼らに共通するのは、脳の病気やケガをしたわけではなく、**普通の生活をしてきたのに、脳の機能が低下してしまった**ことです。

会社で夜遅くまで忙しく働いている人たち、独立して専門的なお仕事をされている人たち、主婦（主夫）や学生……。

生活環境に違いはありますが、よくよくお話を聞いてみると、なるほどと思える共通点がありました。みなさん、「**脳の使い方が偏っている**」ように思われたのです。

一生懸命に環境に適応しようとした結果、本人も気づかないうちに、**脳機能維持のために必要な「何か」をしなくなっている**ことがあります。

方法1 「対面で話す」機会を増やす。

私たちがいつの間にかしなくなっている、その必要な「何か」というのは、何でしょうか？

「はじめに」でもお伝えしたように、脳は神経細胞のネットワークで機能しています。その機能は、使わなければ衰退し、無意味な細胞の集まりに戻ってしまいます。

たとえば、会話をしているとき、相手の話をただ聞くのではなく、話されている内容の重さに注目し、臨機応変に自分の考えをまとめ、言葉を組み立てて返答します。

私たちは、普段意識しないで会話をしていますが、じつは、これは容易なことではありません。相手の話を理解して、自分の考えをまとめ、返答する。それをするには、相手の思考や感情を読み、一方では自分の感情も抑えるという、とても高度で多面的な脳の働きをもとにした神経細胞のネットワーク機能が求められるのです。

ところが、日頃マニュアル的な会話に終始していたり、チャットのように会話を単語のやり取りだけで済ませていると、その高度な機能が失われてしまいます。使わない**筋肉が衰えるように、脳の機能も次第に低下していってしまう**のです。

脳というのは**基本的に怠け者**であり、「ラク」をしたがるようにできています（脳の原始的な機能である感情的機能や本能的脳がそれを求めます）。そのため、あることが苦手になり、それをやらなくて済むようになると、無意識的にその活動を自分から排除していってしまうようになります。

最初は面倒を省くためにやらないと決めたはずが、いつの間にかできなくなって苦手になり、苦手になるとますますやらなくなり、やらなくなるとさらにできなくなる……。その悪循環の先にあるのが、脳機能の低下です。

相手の話をしっかり聞かなければいけない場面で、何となくぼんやりしてしまい、内容がうまく捉えられない、言葉が記憶に残らない、自分の考えを伝えようとしてもうまくまとまらない、単語しか出てこない……。

このようなもどかしい経験をしたことはありませんか？

これが本書で言う**「脳がフリーズした状態」**です。

体調が悪かったり寝不足だったりすると、そういうことが起こりやすくなりますが、それが**日常的になっているとしたら、深刻な脳機能低下の入り口まで来ている**可能性があるので注意が必要です。

話が「ワンパターン」になってきたら要注意

先ほど会話を例に述べた、「理解する」「考えをまとめる」「相手の思考や感情を読む」「感情を抑える」、またそれらを総合して「自分の行動を決める」「それを意志的・計画的に行なう」――これらが、いわゆる「高次脳機能の働き」です。

そしてその中枢を担っているのは「**前頭葉**」と呼ばれる領域です。少々専門的な話になりますが、大切なのでしばしおつき合いください。

前頭葉は、大脳半球の前方、脳の表面積全体の約四〇パーセントを占めている領域です。頭部を表面的に見た場合には、額の部分が前頭葉の中心、横から見れば、目の高さより上で耳の線より前のあたりに位置しています。

進化の過程上、ヒトになってから飛躍的に発達した領域で、前述のような高度な活動すべてに関係する部位と言ってもいいでしょう。

視覚野や聴覚野など感覚野から入力された情報は、頭頂葉、側頭葉、後頭葉を介して前頭葉に集められます。前頭葉はその情報を処理します。

具体的に言えば、「**選択・判断・系列化**」という過程を通して、記憶、思考、感情のコントロールに大きな影響を与えます。

複数の選択肢の中から最善を選び（選択）、どう処理するかを決め（判断）、思考や行動を組み立てる（系列化）――。

その機能が高い人ほど、状況を冷静に分析し、的確な行動を決断できるようになります。

では逆に、前頭葉の機能が低下してくるとどういう状態になるでしょうか？

いきなり、まったく話ができなくなったり、次の行動が決められなくなったりするわけではありません。それ以前に、**話や行動が「反射的・パターン的になる」**という段階があります。

これは「**上の空**」の状態を考えてみるとわかりやすいでしょう。

「上の空」の状態になっているとき、私たちは特に意識して何か活動をしているわけではありません。それでも、歩くことはできるし、簡単な作業を続けることもできま

＼前頭葉を活性化させることが重要／

〈大脳を横から見た図〉

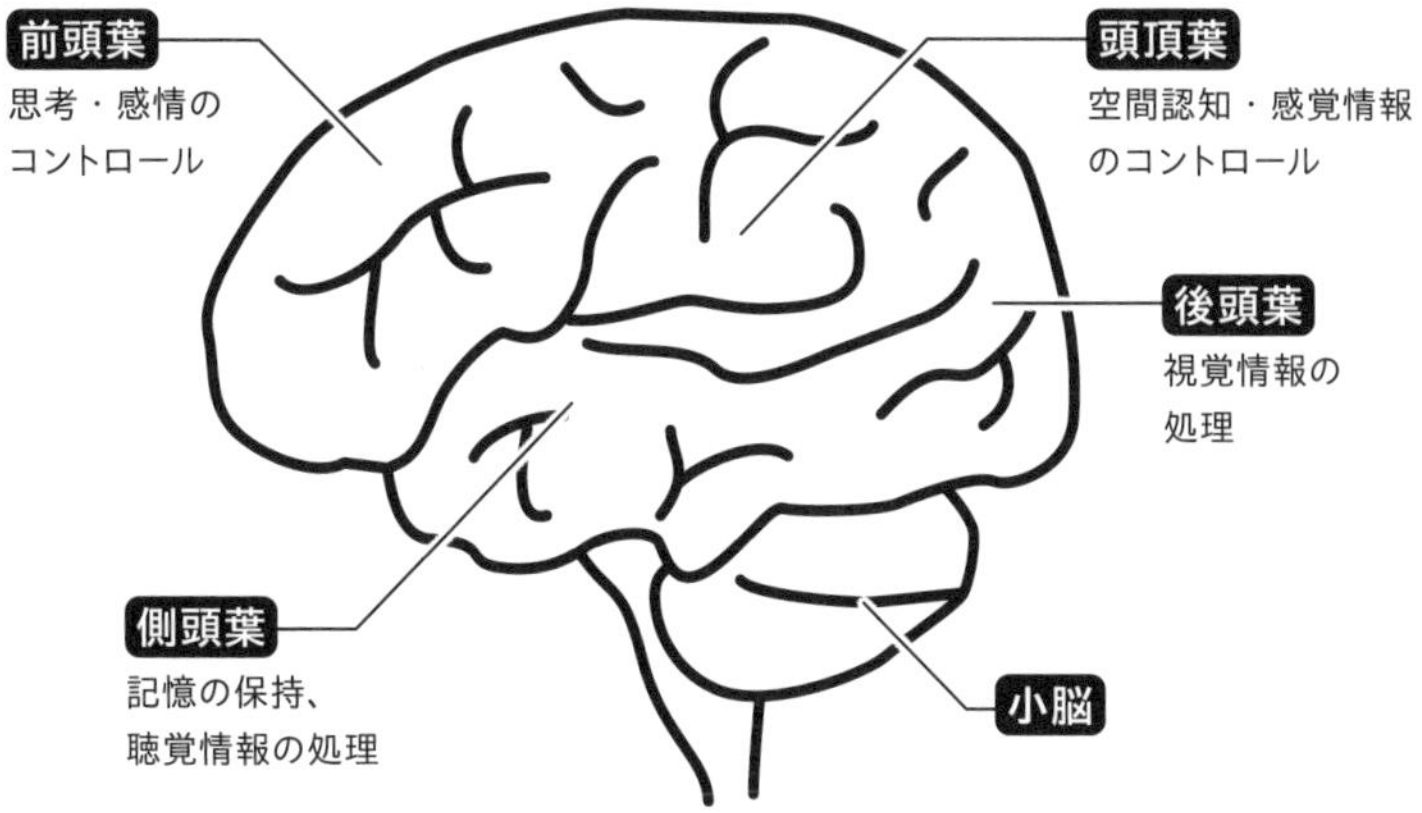

〈大脳辺縁系〉

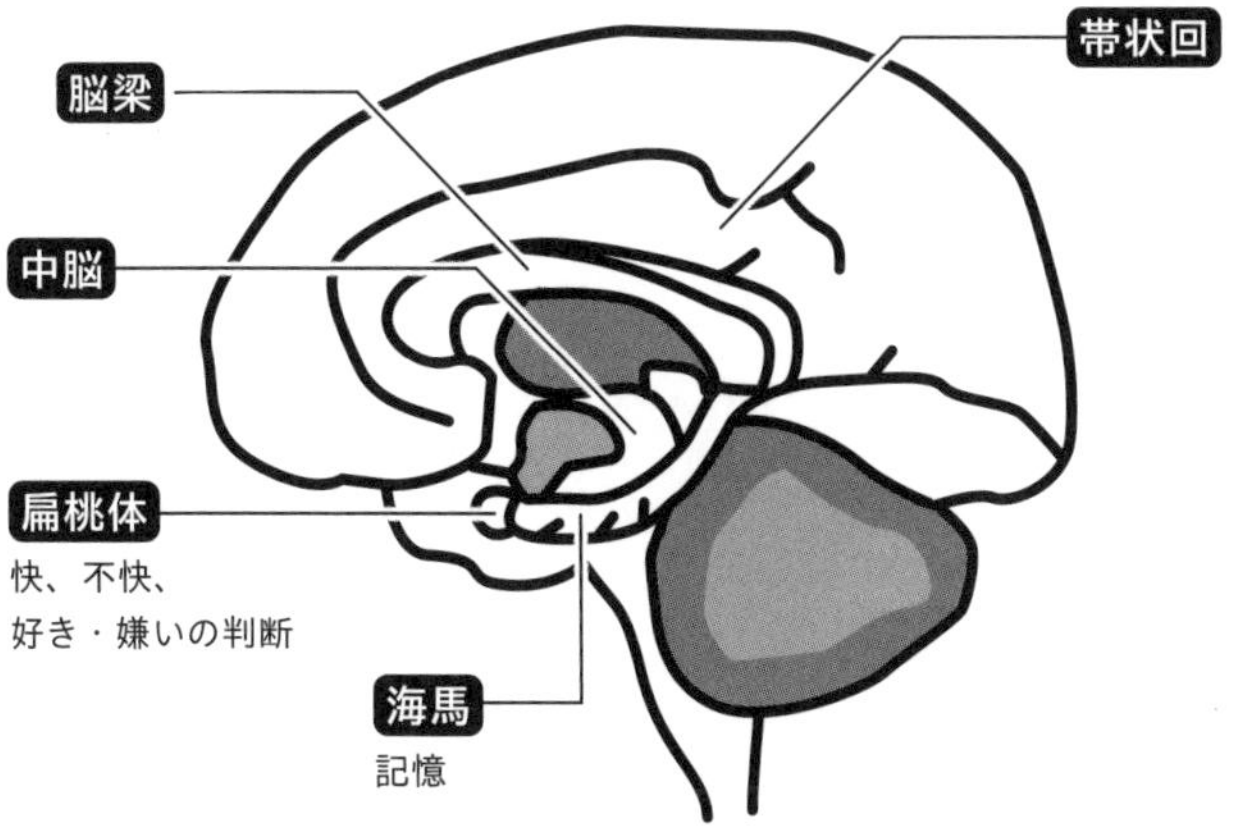

す。危険ですが、車の運転を続けることもできます。

さらに、朝起きてから会社に到着するまでの一連の行動——歯を磨き、スーツに着替えて、朝食を食べ、電車に乗り——をすべて上の空で行なうこともできます。

帰宅してからの行動——夕食を食べ、お風呂に入って体や髪を洗い、明日の準備をして布団に入る——もすべて上の空でできてしまうかも知れません。

これは考えてみるとすごいことです。

こういう無意識的にできる行動を称して「体が覚えている」と言ったりしますが、本当に覚えているのは、体ではなく脳です。

しかし、「上の空」で行動しているとき、私たちは「高次脳機能」と呼ばれるような能力は、わずかしか使っていません。

前頭葉の機能が低下してくると、活動がそういうことばかりになってきます。

「上の空でも、仕事が回っていく」のは、なぜ？

脳が、さまざまな行動や考え方（話し方や文章の書き方なども同様です）をいつの間にか反射的・パターン的にしようとしていることは、とても有効なことだと考えられます。

なぜなら、**脳の仕事量は有限**だからです。

すべてのことをゼロから選択・判断・系列化しなければならなかったら、私たちの生活は相当に低レベルで、ぎこちないものになってしまうでしょう。

たとえば、野球でピッチャーがボールを投げるとします。そのときピッチャーは、手をどう動かそう、足をどう動かそうなどとは、いちいち考えていないでしょう。ただ外角にストレートを投げようと思ったとき、一連の動作が反射的・パターン的に出てくるようになっています。

また、もう少し大きなまとまりで考えれば、投球の組み立て方、試合展開に対する考え方なども、かなり反射的・パターン的になっていると思います。ある意味でピッチングマシーンと化しているわけですが、単なる機械と違うのは、そこに前頭葉という、意志を持って行動や考え方を変化させていく器官が備わっていることです。

試合の状況に応じて、投球の組み立てを変え、またそのために体の動きを微妙に変化させる。そういうことができるのが、高次脳機能を使えている、前頭葉が十分に働いている状態であり、人間がロボットとは違うところです。

反射的・パターン的な部分を土台にしながら、その上に新しく組み立てていく部分を載せているから、私たちは高度で複雑な活動をスムーズに行なうことができるわけです。

しかし、ここで一つ考えてみていただきたいことがあります。

私たちの生活の中には、どれだけ「**新しく組み立てていく部分**」があるでしょうか？

たとえば、先ほどの「上の空」状態でできることの中には、新しく組み立てていく部分はほとんどありません。もしこれがすべてはじめてする行動であれば、そのたびに前頭葉を使って行動を組み立てていかなければならないでしょう。

いつもの習慣と通い慣れた道であれば、その必要はなく、反射的・パターン的な行動に任せておけば終わっていきます。

仕事では前頭葉を使っていると思われるかも知れませんが、そうとも限りません。

仕事は、経験年数が長くなればなるほど、反射的・パターン的にできることが増えていきます。職人的なお仕事だけでなく、一見高度な組み立てを求められるような仕事でも、たとえば問題解決に至るまでの思考のプロセスが反射的・パターン的になってきたり、あることを説明するときの言葉の組み立て方、話の組み立て方が反射的・パターン的になってきたりします。

もちろん、その中でも新しく組み立てていかなければいけない場面はありますが、それが相当に少なくなってしまう。そうなってくると、ほとんど**一日「上の空」でいたのに、仕事は滞りなく終わっていた**、ということも起こり得るわけです。

仕事がそうなっている方で、普段の生活でも同じようなことしかしない、気心の知れた人としか話さない、という生活を何年も続けていると、前頭葉を使って新しく行動や思考を組み立てていく力は、どうしても落ちてしまいます。

そうして、何か変化を振られたときにフリーズしてしまう。咄嗟《とっさ》に状況を理解して、臨機応変な対応をすることができず、思考の空白ができてしまう……。

フリーズする脳には、一つにはそういう面があります。

ケース1

商談の最中に、言葉に詰まってしまい、人前で話すのが怖くなってしまった証券マン

山川公平さん（仮名、四二歳）。証券会社勤務。三〇歳で結婚、同時に営業グループのリーダーとなった。この会社には、優秀な部下が多い。

現在、山川さんのグループの成績は、安定的に伸びている。もともと営業は得意で、二〇代の頃は顧客対応もよくできる優秀な営業マンだった。現在の業務は管理が中心。仕事量が多いため、顧客対応は基本的に部下に任せている。

部下の不在中、顧客からの電話に対応したところ、思いがけず思考停止に陥ってしまった。わからない話ではないはずなのに、言葉が出てこず、頭の中が真っ白に

なってしまった。その場は「後で部下に説明させます」と取り繕ったが、そういうことが増えていった。大事な場面で話すことが怖くなり、ますます顧客関係の対応を避けるようになった。

この方の症状は、**病院で治療しなければならないようなレベルの症状ではありません。**画像診断や脳機能検査をしても、特に異常は認められなかったので、本書で解説するような指導をして、「症状が悪化するようなら、またいらしてください」とお伝えするに留めました。

会話の最中に「思考停止に陥る」瞬間——

山川さんは、**もともと話術と頭の回転に自信があり、営業マン時代の成績も非常に**

優秀だったそうです。学生時代も含め二〇代の頃は、活動的で友人も数多くいました。

三〇歳で結婚し、仕事でも営業グループのリーダーになってからは、平日同僚や部下たちと馴染みの店に行く以外は、仕事が終わるとまっすぐ家に帰っています。

仕事では、立場が上がったこともあり、直接顧客と対応する現場から離れ、デスクワークが中心になりました。

部下の管理や指導をする立場ですが、部下たちも、かつての山川さんのように優秀なので、その面で困ることはありません。しかし、管理のための仕事は増えたので、それを効率的に片づけなければいけない。そういう状態がずっと続いていました。

そんなある日、顧客から電話がかかってきました。いつもなら部下の誰かが対応する電話に、みな出払っていたので山川さんが出ました。

その内容は簡単に言えば、

「株が上がらないじゃないか。どうにかしてくれ」

ということだったそうです。

私は門外漢なのでいい表現が思いつきませんが、要するに単なるクレームの電話ではない。契約上、自己責任であることはわかっている。わかっているが、何とか山川さんたちに責任をとらせたい。しかし、この株では前にも儲けさせてもらっているので、今後の展開に期待したいとも思っている……。

そんな要素が微妙なバランスで混じっている電話だったそうです。

そういう電話でも、以前の山川さんなら臨機応変に対応ができていました。

今でも山川さんの頭の中には「できていた自分」のイメージがあります。

ところが今は、**頭がきびきびと働かない**ように感じる。まず相手が何を言おうとしているのか、その**要点をうまく捉えることができない**。また、返答する言葉をパッと組み立てることができない。相手は電話の向こうで話し続けているのに、**完全に思考停止状態**に陥ってしまっている……。

結局、そのときは「後で部下に説明させます」と言って何とかなったそうですが、以後このようなことがたびたび起こるようになった。それで大事な場面で話すのが怖くなり、自分はどうしてしまったんだろうと不安になっている、これが山川さんのケースの概要です。

もちろん、こういうことが起こった原因を一面的に考えることはできません。この日は寝不足だったのかも知れないし、疲れて頭が働いていなかったのかも知れない。また、忙しい現場から離れていたわけですから、以前とは心構えや思考体系も変わってしまっていたでしょう。

しかし、そういうことを差し引いても、**自分の頭の働かなさに驚いた**のです。それが一過性のものではないことにスッキリしない気持ちを感じているからこそ、山川さんは病院を訪ねてこられたわけです。

管理職になったら「脳の使い方」はどう変わる?

このケースのポイントは大きく分けて二つあると思います。

一つは、いつの間にか山川さんの仕事の中に、新しく前頭葉の選択・判断・系列化の機能を使う機会が減ってしまっていたのではないかということです。

職場で立場が上がり大きな仕事を任されたからといって、**必ずしもより思考的にな**

ることは限りません。会う人が限られ、毎日の会話の内容も似たようなものになり、また、組織のシステムの中でパターン化された動きを求められてくる面もあります（逆に言えば、以前より反射的・パターン的な組み立てで対応する部分を増やしていかないと、仕事がこなせなくなります）。

山川さんのケースにも、同じような要素があるのではないでしょうか。

現場にいた頃の山川さんは、市場の変化に対応しながら、何を言い出すかわからない多くのお客さんを相手にして、素早く柔軟な対応ができていました。

もちろん、反射的・パターン的な組み立てで対応している部分もあったと思いますが、新しい組み立てにもつねに対応できるようにしていました。ですから、現場にいた時代は前頭葉機能を非常によく使う仕事ばかりだったと思います。

現在は、日々のデスクワークでも、仕事を効率的に片づけなければならないことが多くなりました。その結果、**反射的・パターン的な組み立てで対応できることを増やす**ことになりました。

もちろん、効率的に仕事をこなすことは良いことです。

ただ、そういう傾向を強くしていくと、組み立てを考える力が落ちていってしまうことがあります。その結果、**変化を振られたときの対応力が以前よりも鈍くなっている。**それが今の山川さんの状態だろうと思います。

目指すは「フェイントにかからない脳」

変化を振られたときの対応は、スポーツで考えてみるとわかりやすいでしょう。

たとえばサッカーでは、ドリブルで相手ディフェンスを抜くとき、右に行くぞと見せかけて左に行ったりするフェイントがあります。それへの対応力がないディフェンダーは、どうすることもできずに固まってしまいます。

ビジネスでもそういう場面があると思います。

そういう**フェイントをかけられても論理的に対応できる**、相手の真意を瞬間的に理解し、適切な言葉を組み立てて返すことができるというのが、前頭葉の機能が高く保たれている状態です。しかし、それが低下してくると、簡単にフリーズしてしまう。

反射的・パターン的な対応をするのがやっとになってしまいます。

商談の場面だけでなく、生活のあらゆる場面で、そういうことは起こり得ます。

山川さんのケースの、もう一つのポイントは、「後で部下に説明させます」という**「間を取る」**対応をしたことです。

「間を取る」という対応は、上司が部下に問題を申し送りするときの通常通りの対応です。ですが、山川さんが、顧客の前で「言葉に詰まった」脳のフリーズ現象の解決策としては、適切な対応とは言えません。

「間を取る」というのは、**一時的な対処であって、解決策ではない**からです。

ですから、その後も同じような場面で同じように問題は起こり、同じように「間を取る」という対応を続けることになってしまったのです。

このとき、次は顧客へうまく説明できるように新しい対応策をつくり上げておくこと、具体的には、顧客の訴えを担当者に伝え、対策について議論を重ねていき、対応策をチームとしてつくり上げていくことが必要だったのだと思います。

この対応策をつくり上げる、ということが、山川さんがいつの間にかしなくなっていた前頭葉の選択・判断・系列化の機能を使う機会になり得たと考えられます。

「みんなが笑っているときに、一緒に笑える？」

山川さんの場合、顧客対応がよくできていた自分というイメージがあったのに、それがいつの間にかまったくできなくなっていました。

そのギャップに脳がフリーズしたのですが、脳の司令塔、前頭葉の機能が低下すると、他にも次の8つのことが起こりやすくなります。

- 会話の中に「あれ」「それ」などの指示語が多くなる。
- 慣れない相手に言いたいことをうまく伝えられなくなる。
- 同じ相手に、同じ話や冗談を繰り返し言うことが多くなる。
- みんなが笑っているときにタイミングよく笑えなくなる。
- 予定を立てるのが苦手になり、時間をうまく使えなくなる。

方法 1 「対面で話す」機会を増やす。

- ものをよく失くすようになる。紛失物をうまく探せなくなる。
- 全体を考えることが苦手になり、細部に固執しがちになる。
- 融通が利かなくなる。流行や時事的なことに疎くなる。

この中で、「みんなが笑っているときにタイミングよく笑えなくなる」ということについて少々説明しておきます。

人にはそれぞれ笑いのポイントに違いがありますが、「本当ならこっちなのに、そっちに行った」という**変化の大きさが笑い**になります。

それに瞬間的に対応できているから、みんなタイミングよく笑っているわけですが、それに対応できない人は、おかしさを瞬時に理解できないので笑えません。不意をつかれたようになってしまうのです。

先に述べた8つの「起こりやすくなっていること」の例、それがよくあるという人は、もう一度自分の生活を振り返ってみてください。

脳の司令塔、**前頭葉の活躍する機会**を少なくしてしまっているのではないでしょうか。

コラム

「脳の中の脳」――「前頭前野」は何をしているか？

前頭葉の中でも、さらに重要な**「前頭前野」**の働きについて説明しておきます。

脳全体の機能を有効に活用するためには、「前頭前野」の関係する高次脳機能維持が大切です。

脳には、大脳、小脳、脳幹という三つの組織があります。そして、その全体の八〇％を占めているのが大脳です。大脳には、主に思考、判断、行動する機能を司る「前頭葉」、主に知覚、感覚を司る「頭頂葉」、視覚を司る「後頭葉」、聴覚、記憶を司る「側頭葉」の領域があり、それぞれの機能を分担しています。

このうち「前頭葉」の大部分を占めるのが、この「前頭前野」です。

ここで前頭前野の働きと周囲脳組織との関係をまとめておきます。

◆「前頭前野の働き」とは?

1、集中力の維持
前頭前野、前部帯状回、前頭眼野、頭頂連合野が連動して活動する。

2、思考する、新しいことを創造する。
前頭葉の背外側部が特に関係している。記憶と情報の組み合わせが思考、想像力を生み出す。

3、記憶、判断
海馬と前頭前野とが連動して、記憶、情報を活性化し判断する。

4、コミュニケーション
左脳前頭前野で言語コミュニケーション、右脳前頭前野で表情、ジェスチャーなどの非言語コミュニケーションを行なう。

5、計画性・意欲
前頭前野、前部帯状回が深く関係する。

6、行動、情動を整理する

行動、感情を抑制し、コントロールする。左右中下前頭回が関与する。

◆「前頭葉の持つ実行機能」とは？

前頭葉は、前頭前野の持つこれらの働きを総合して機能させ、現在の行動によって生じる未来の結果の認知、より良い行動の選択、許容され難い社会的応答の無力化と抑圧、物事の類似点・相違点の判断などを通じて人の意思を決定していきます。

前頭前野は、いわば**「脳の中の脳」**です。意志や計画性、判断、創造、記憶、感情の制御、行動の抑制、集中など、人間の活動の鍵となる働きを担っています。

そのため、この機能発達、機能維持のために、私たちはつねに適切な刺激を与える必要があります。

「日常生活で使っている言葉」は意外に少ない

以前、頭部外傷の影響で高次脳機能が低下した（頭が冴えない状態）患者さんがいました。

その患者さんには、リハビリとして**「新聞のコラムを毎日ノートに書き出す」**という課題を出していました。とても熱心にリハビリを行なった甲斐もあり、その方は、まもなく会社に復帰して、以前の生活を取り戻しました。

ある日、会社の朝のミーティングで、ひとこと挨拶をする当番が回ってきました。最近、気になったことや、タメになる話をするというものです。そこで、「新聞のコラム」に書いてあった気になる話題を説明しようと考えました。

ところが、いざみんなの前で話そうとすると、言葉に詰まってうまく説明できませんでした。それで、次の外来診療のときに、

「先生、私は自分が思ったように話ができません。言葉がうまく出てこないのです。脳に問題があるのでしょうか？」

と訴えてきました。

その方は、以前、頭部を外傷した影響で、脳機能に問題が生じてしまったのではないかと不安を抱えていたわけですが、じつはこの症状は、誰にも日常的に起こり得る脳のフリーズ現象と考えるほうが自然です。

私たちの職場でも、この患者さんの職場でも、私たちが普段使っている言葉の多くは、専門的な単語で構成されています。**日常生活の中で使っている「言葉の種類」は、必ずしも多くはありません。**そのため、朝のミーティングでは、普段使い慣れていない言葉を突然話すことになったため、うまく話すことができなかったわけです。

その患者さんが、「思ったように話ができない。言葉がうまく出てこない」と訴えたのは、ある面、当然のことでもあったのです。

「話せる言葉を増やす」習慣

映画やドラマを見ていると、俳優の方々が、滑らかな調子で台詞を話すのを目にします。

ただ、これは、特殊な才能があるからそうできるのではなくて、あらかじめ台本の台詞を繰り返し練習しているから、スラスラと話すことができているのです。

それと同じで、私たちも、**人前で話をしたり、あまり馴染みのないテーマの話をする際には練習が必要**なのです。

その患者さんに、私はこうアドバイスしました。

「新聞のコラムは、ノートに書くだけでなく、何度も声に出して読んでみてください。ポイントは、実際にこの話を誰かに説明するつもりで声に出して読むことです」

それから2カ月後、会社の朝のミーティングで、また「ひとこと挨拶をする当番」

が回ってきました。訓練の成果もあり、今度は言葉に詰まることなくきちんと話ができて、質問にもすんなり答えられたそうです。

高次脳機能を司っている前頭葉には、意欲や感情、注意、思考などさまざまな機能がありますが、「話したいときにうまく話す」という実行機能もあります。

赤ちゃんが言葉を覚え、話すまでのプロセスを考えればわかるように、話す機能には「繰り返しの練習」が必要です。これは大人になってからも同様です。

普段、仕事でスラスラ話せるように感じるのは、何度も繰り返し使い慣れている言葉だから自然に話せるのであって、**不慣れな話題になれば、言葉に詰まることが起きても、なんら不思議ではない**のです。

先ほどの患者さんは、毎日、新聞のコラムを書き出し、繰り返し音読するようになったことで、今ではむしろ、興味深い話題が多いという評価になっているそうです。実際に、急に話を振られても、いろいろな雑談ができるようになっています。

新聞のコラムを書き出し、繰り返し音読して、話せる言葉の種類を増やす――。

その努力が確実に実っているのだと思います。

まとめ

脳をフリーズさせない方法 1

「対面で話す」機会を増やす。

普段の生活では、決まった言葉のやり取り、単語のやり取りが多く、ともすれば「反射的・パターン的な会話」をしていることが少なくありません。

そうした状況に浸りきっていると、急な変化に対応できず、言葉に詰まったり、思考が停止したり、といった脳のフリーズ現象が起こりやすくなります。

何かの機会に不意に「言葉に詰まる」ことが起こったときは、脳が「反射的・パターン的」になって、**そもそも「話せる言葉の種類」が少なくなっている**のかもしれません。そのような、ご自身に対するちょっとした疑いの心を持つことも大切だと思います。

これを解消するためには、まず、**「言葉の種類を増やす」**こと。

たとえば、興味のある記事や文章に触れたとき、忘れないようにメモ帳やノートに書き留めておき、それを繰り返し音読してみるのです。知らない言葉は、意味をしっかり確認しておくことも忘れてはいけません。

もう一つは、いろいろな人と「**会話をする機会を増やす**」こと。

会話には、次のような高次脳機能の働きがあります。

1、話の方向性を理解する。
2、相手の思考・感情を読む、話の重さを理解する。
3、自分の感情をコントロールする、理性的に丁寧に対応する。
4、自分の考えをまとめる、適切な言葉選びをする。
5、適切な間を持って返事をする。

会話をすることで、このような高次脳機能の働きを高める効果があるのです。

普段、話や行動が「反射的・パターン的」になりがちな人は、意識して他人と会話をする機会を増やすようにすると、脳をバランスよく使うことにつながり、**変化に対し柔軟に対応できる力**が養われます。

Ｚｏｏｍなどオンラインでの会話より、**対面での会話のほうが効果的**です。表情の微妙な変化、その場の空気感が手に取るようにわかるなど、相手から得られる情報量が多くなるからです。

ただ、そのことを理解したうえで、会話の中で注意力を高めて情報を得るようにすれば、Ｚｏｏｍなどオンラインの会話も有効なものとなります。

距離が離れていても、無理なくできるオンラインでの会話は、新時代のコミュニケーション方法としてバリエーションに加えておく価値はあります。

言葉の種類を増やす、会話の機会を増やす――。

こうした日常のちょっとした工夫が、脳がフリーズすることを防ぐコツです。

脳をフリーズさせない方法②

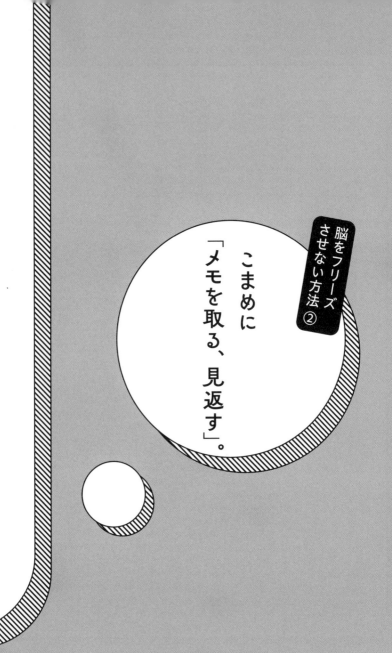

こまめに「メモを取る、見返す」。

2章

「名前が出てこない」を解決！

「人前でよく話す人」でもフリーズは起こる

結婚式のスピーチなど、大勢の前で話しているときに、**頭の中が真っ白**になって、**台詞を忘れてしまい、何も考えられなくなってしまった**……。

そういう経験は、誰にでもあると思います。これも一種の脳のフリーズ現象です。

脳の**思考系が感情系に圧倒されている**ときに起こります。

思考系の中枢である前頭葉には、感情を抑制する、コントロールする機能もあります。ただ、極度の緊張状態などに置かれ、感情系が「うわっ！　大変だ！」という状態になると、それを抑えるために大きなエネルギーを割くことになり、オーバーヒートしてしまいます。その結果、必死に覚えてきた祝辞の台詞が、全部吹き飛んでしまったりすることになります。

これは、このような特別な環境に置かれたときに、**誰にでも当然起こるフリーズ**で、高次脳機能の低下とは関係がありません。

問題となるのは、感情刺激の強くない、比較的リラックスしている状況で、しっかりと話さなければいけない場面において、脳のフリーズが起こる場合です。

何を話しているのかわからなくなったり、話している内容に一貫性がなくなったりしたら、高次脳機能の低下が疑われます。

ケース2

「よく知っているはずの名前が思い出せない」大学教授

太田学さん（仮名、五八歳）。国立大学文学部教授。専門は仏文学。学部長も務める。息子さんも娘さんも独立していて、奥さんと二人暮らし。最近は、家庭人として落ち着いた日々を送っている。

ところが最近、人前で話している最中に何を話しているのかわからなくなり、冷や汗をかいたことがある。立場上人に会うことが多いが、どうしても相手の名前を思い出せず、焦ることがある。よく知っているはずの俳優をテレビで見ても名前が出てこない、ということも多い。

何かを思い立ち、手帳にメモしておくが、そのこと自体を忘れてしまうこともあった。先日は、カーナビを稼働させない状態で車を運転していたら、よく知っているはずの街で道に迷ってしまった。周りから「頑固になった」「考え方が古い」と言われるが、自分はこれでいいと思っている。まもなく定年を迎える。

ただ、このところ「自分はこのままで大丈夫だろうか」と不安に感じてもいる。


話している最中に何を話しているのかわからなくなる、というのは、考えを順序よく組み立てて言葉にすることのできない状態だと考えられます。

私たちは、外部から入力された情報と脳内に記憶されている情報を組み合わせて、新しい思考を構築していきます。それをしているのは、主に前頭葉です。

前章の山川さんのケースでは、前頭葉機能が以前より低下しているために、新しく臨機応変な組み立てが苦手になっている状態でしたが、太田さんの場合は、さらに、新しく組み立てた思考を順序よく保持しておく力も弱くなっていると思われます。

お酒に酔ったとき、話がグダグダになる理由

私たちが行動するとき、一つの動作が終わってから次の動作を考えているわけではありません。動作の組み立ては、最初に考えておいて、それを次々に出しているわけです（その組み立てを繰り返し実行していくと、反射的・パターン的にできるようになります）。

ただ、それをするためには、組み立てた状態をしばらく頭の中に保存しておかなければなりません。それが崩れてしまうと、ある動作をしている最中に、ぎこちなくなり、**「何をしているんだっけ?」**になってしまいます。

話すということにも、**言葉や思考の選択**、**系列化**が必要です。言葉や記憶、思考を並べていった段階で、はじめて一つの話が成り立つわけですが、その組み立てた状態を保持しておくことができないと、

「あれ？　今私は、どんな話をしているんだっけ？」

ということになってしまいます。

こういうことは、前頭葉の機能が恒常的に低下しているときだけでなく、思考系の緊張が途切れているときにも起こります。典型的な例は、**ひどくお酒に酔ってしまったとき**です。

お酒を飲んで血中のアルコール濃度が高くなると、思考系の緊張が続かなくなります。そのため、何か面白い話をしようとして、頭の中で組み立てていても、話している最中に組み立てが消えてしまい、

「………」

となってしまう。まさにフリーズしたように固まってしまうわけです。

言葉や思考の系列化の過程を、細い木の束を握ることだとすると、その力が強い人は、たくさんの木を長い間握っていられます。しかし、もともと力が強い人でも、緊張状態が途切れてしまうと、束はゆるんでしまいます。

緊張の束を握っておく力を強くするには、日頃から訓練していなければいけません

が、**緊張状態を保っておく**ということも、同時に訓練していないと、長い間握ることはできなくなってしまいます。

太田さんのような、人前で話すことに慣れているはずのお仕事の方がなぜ……と思われる人もいるでしょう。

ただ、いくら普段からよく人前で話していても、その内容が同じようであったら、新しく組み立てることがなく、それを保持しておく訓練にはなりません。

太田さんのように、仕事を何十年も同じようにされている方の場合、ご専門の話であれば、反射的・パターン的な組み立てになっていたでしょう。そういう話を繰り返していても、それは高次脳機能を使っていることにはならないわけです。

話を新しく組み立てて発表する、何かを新しく創り上げる……こういうことが、高次脳機能を持つ前頭葉の訓練になります。

太田さんはそういう機会が少なくなっていたのかも知れません。

「よく知っているはずの道」で、なぜ迷う？

カーナビを稼働しない状態で車を運転していたら、よく知っているはずの街で道に迷ったというのは、これまでその街を走っているとき、高次脳機能は使っていなかったということになります。

道順を覚えておくというのは、空間認識を司る頭頂葉の機能の問題のように思われるかも知れません（実際には、頭頂葉の問題も大きく、道に迷うという人の脳画像検査をしてみると、頭頂葉がやせてしまっていることがあります）が、それだけではありません。

道順を覚えるときには、空間の中から自分なりの目印を選択し、それを見たときにどうすればいいのか（右に曲がるのか、左に曲がるのか、直進するのか）を判断し、その選択・判断を並べていって、一つの道順を組み立てて（系列化して）いきます。

それを頭の中に保持しておいて、さらに安全も確認しながら運転すれば、目的地まで間違いなくたどり着けることになります。

ところが、これまで**カーナビに頼って、高次脳機能を使う選択・判断・系列化をまったくやってこなかった**ため、「空間は見覚えあるんだけど、どこでどう曲がればいいのかわからない」という状態になってしまったのです。

このカーナビの話が典型的ですが、私たちは便利な道具を使いこなすことによって、より高度な活動ができるようになりました。それは事実ですが、その一方で自分の持つ**高次脳機能を活用しない機会が多くなってしまった**のではないでしょうか。

「記憶を引き出しやすくする」三つの方法

私は、記憶を引き出しやすくする方法は大きく分けて三つあると考えています。

まず一つ目は「**繰り返し思い出す**」こと。

脳に入る記憶情報は、必ず海馬を通ります。そして、一時的に海馬に保存されます。海馬に入った情報は「入力・処理・出力」の原則に従って確実な記憶となります。簡単に言うと、脳は忘れるようにできていますが、**「繰り返す」ことで記憶が強固になる**ということです。

たとえば、ノートを取りに二階に上がったものの、何を取りに来たか忘れてしまった場合。これは、二階に上がる前に「ノートを取りに行く」と声に出すようにすると、言葉に出す（出力）、耳で聞く（入力）の両方が機能して、繰り返しの原理が働き、忘れにくくなります。同様に、メモ帳に「ノート」と書いておくことも効果的です。

二つ目は「**ファイル化する**」こと。

たとえば、プロ野球選手の名前を全員覚えるのは、容易なことではありません。しかし、まずはセ・リーグとパ・リーグに分けて、次にセ・リーグにはこういうチーム、パ・リーグにはこういうチームがあると分類する。さらにこのチームにはこういう選手がいるという具合に分類する。こうしてファイル化していけば、より多くの選手の名前を覚えていることができますし、記憶を引き出すことも容易になります。

三つ目は、記憶を引き出すときの「**手がかりを増やす**」ことです。

方法② こまめに「メモを取る、見返す」。

私たちは、住所、電話番号、職業、など、人を特定する有力な手がかりを持っています。ただ、この手がかりはごく近しい知人・友人に限られます。

そこで、初対面の相手や仕事上の関係者の場合、出会った場所、日時、出来事など、お互いの共通の情報を手がかりにすると効果的です。

記憶を引き出しやすくするには、このどれかをしておくことが非常に重要で、逆に言えば、**どれもしていなければ思い出せなくなって当然**です。

記憶力というと、無意味に並べた数字や記号を何個覚えていられるかというような短期記憶の力ばかりが注目されがちです(そういう力は、まさに漢字の書き取りや計算ドリルなどによって鍛えられます)が、本当に大事なのは、こういう「反復練習」「ファイル化」「手がかりづくり」の習慣をどれだけしているかということです(おそらく、私たちがインターネットや、スマホなどのモバイルを使い慣れることによって、もっともしなくなっていることの一つです)。

「最近、頑固になった」の背景にある脳の変化

また、太田さんのメモをする習慣はとても良いことですが、それを活用できていないのは残念です。

そもそも、「メモしたこと自体を忘れてしまう」というのは、メモを取ることが「**上の空」状態でもできる反射的・パターン的な行動になっている**からだと思います。

インターネットでも「お気に入りに追加」して二度と見ないということがありますが、それと同じで、メモはするけれど、ほとんど無意識的にしているので引き出せる記憶となっていないわけです。

メモを後で見返して思い出すことまでが習慣になっていれば、そこに反復が生まれますが、その反復習慣もないので、結局、メモを取っても何もしていないのと同じことになってしまうのです。

方法② こまめに「メモを取る、見返す」。

太田さんのケースの中には、注意すべき症状がもう一つ含まれています。

周囲の人たちから**「頑固になった」「考え方が古い」**と言われていることです。

頑固になったということは、根底に「自分は正しいことをしている」という頑なな信念があり、何か変化を求められたり、何か意見を言われたときに、真義を深く考えることなく「ＮＯ！」となってしまう状態だと考えられます。

これは、新しく何かをすること、普段と違うことを考えることが面倒になっている、長く考えること自体ができない、つまり前頭葉の本来の機能が衰えてきていると思われるのです。


世の中の出来事は、つねに多面的に見ることが大切です。

「こちら側にとっては正しいことでも、あちら側の人には正しくないかも知れない」

「監督はこう考えるが、選手たちは別の方法がいいと考えるかも知れない」

そうやって一つの物事を、同じ場所からだけではなく、いろいろな角度から見てみる。**反射的・パターン的な思考から離れて、違う人の立場で考えてみる。**

こういうことを柔軟にできるのが、前頭葉の持つ選択・判断・系列化の機能が高く保たれている状態です。この機能が落ちてくると、人の意見を聞かなくなったり、物事に理性的に対処できなくなったりするのです。

もちろん、本当は柔軟に考え、そのうえで自説の正しさを主張しているのに、周りの人たちが推察できず、頑固者に見られている、ということもあるかも知れません。

太田さんは、「頑固になった」「考え方が古い」と周囲からたびたび指摘されているにもかかわらず、相変わらず「自分はこれでいいと信じている」と公言されています。

太田さんには、気持ちのうえで、もう少し柔軟でいていただきたいと思います。

私たちは、人と接するとき、相手を否定するばかりにならず、相手の立場に対して理解を示すとともに、時には**自分が間違っている可能性についても意識**として持ち続けていたいと思います。

「安定した生活」の意外な落とし穴とは?

これは壮年期の方々が脳の機能低下に陥っていく場合の多くに共通して言えることですが、太田さんの問題も、**「環境に変化が少ない」**ということに原因があるのかも知れません。

というのは、社会的な立場としては国立大学教授。しかも学部長であり、定年まで立場が保証されている。講師から准教授、准教授から教授という変化の多い時代は、もう終わっています。

また、家庭人としてもお子さんたちは独立し、今は奥さんと静かな毎日を過ごしています。もう何も特別に新しく変わる必要がなくなっています。

若い頃に頑固でいるというのは大変なことです。自分が正しいと信じ、またそれが正しくても、考え方を変えなければ前に進めないことはいくらでもあります。人の話を真剣に聞いて、考えを発展させていかないと、なかなか道は開かれていきません。**環境に適応しながら、感情を抑えながらやっていかなければならない**ので、とても大変なことです。

しかし、若い頃は、そうすることで前頭葉が鍛えられていた面があります。

「何歳になっても脳が若い人」はここが違う

太田さんくらいの年齢になると、もの忘れをしても、長い話をすることが苦手になっても、年相応の脳機能の低下だと思う方が多いかも知れません。

しかし、それは違うのではないか、というのが私の考えです。

脳機能が低下していくときの原因として大きいのは、**第一は環境で、年齢は二次的な要素**にすぎません。

何歳になっても適切な環境にいる方は聡明だし、逆に、脳の使い方を偏らせるような環境にいる人は、若くてももの忘れをしたり、名前が思い出せなかったり、長い話をすることが苦手になったり、といった脳の機能低下に陥ってしまいます。

どの年齢でも適切でない環境にいる方のほうが、脳機能の低下に陥ってしまう可能性は高く、歳を取ったら皆一様に脳機能が低下するわけではないのです。

ですから、歳を重ねたら以前の自分と比べて、**何ができなくなっているのか、何をしなくなっているのか**を気にかけ、つねに**それを補おうと努力することが大切**です。

若い頃は、誰でも必要に迫られて前頭葉の持つ実行機能を鍛える訓練をやっています。

たとえば、これから大事な試験を受けようというときに、どうしても頭に入らない知識がある。そうしたら、誰でも反復するなどの努力をして忘れないようにしていたはずです。

新人の営業マン時代、大事なお客さんの前で名前を思い出せなかったら、「まあいいや」では済みません。それが「まあいいや」で済ませられる立場になっているところに、太田さんのような方々を取り巻く環境の問題があると思います。

脳がフリーズしたということは、**脳の何かするべき仕事ができなかったということ**

です。それをどこかで補っておかないと、そのマイナス分はそのままで終わってしまいます。そして、それが積み重なっていくと、さまざまなことがますますできなくなっていくのです。

「人に教わる体験」をもっと大切にしよう

太田さんのような症状を自覚されている方にまず必要なのは、**こまめに「メモを取る」「必ず見返す」**ということです。

思い出せなかったことは仕方がないとして、「どんなことが思い出せなかったのか」を詳しく書き残しておいてください。それを何度も繰り返し思い出したり、記憶が不十分なところは調べて確認することも大切です。そして、今度は大事な記録として別のところに保存するなどして、思い出せるように努力する。こうしていくと、それ以上ひどくなっていくのを防ぐことができるはずです。

方法❷ こまめに「メモを取る、見返す」。

逆に、脳がフリーズした手がかりを何も残さないでおくと、その思い出せなかったことも、そのうち「まあいいや」となって忘れてしまうことになります。

それから、**何か新しいことを始めるのもいい**でしょう。専門外のことで学生に混じって何かを学んだり、趣味の教室に通ったり、知人から何かを教わったりするというのもいいかも知れません。

いつも教える立場、先生と呼ばれるような立場の人は、ときどき見習い的な立場になってみることがとても大切です。そうすると必然的に、普段とは違う角度から物事を捉えるようになり、わかりきっていたことでも新鮮に見えてきたりします。

結局のところ、**脳の若さというのは、興味があること、新鮮に感じることを持ち続けられているか**ということだと思います。それを持ち続けている人の脳は何歳になっても若いし、それを失ってしまっている人の脳は、若くても老いている。

逆に言えば、その差でしかありません。脳の若さを保つことが、脳がフリーズすることを防ぐ基本的な方法だと思います。

こまめに「メモを取る、見返す」。

脳をフリーズさせずに、高い機能を維持するためには「**記録力**」「**記憶力**」が重要です。

「よく知っているはずの名前が思い出せない」――。

一時的な記憶力の低下は、一時的で終わらせましょう。それを怠ると、脳のネットワークがどんどんほつれていくことになります。

記憶を効果的に蓄積するためには、脳に「この情報は大切だ」と認識させることが重要です。そのためには、覚えておきたいことに対して「**ポジティブな感情を持つ**」こと。そして、「**繰り返し思い出す**」ことです。

たとえば、会議で聞いたキーワードやキーパーソンの名前は、その場でメモしておきましょう。そしてその日のうちに再度思い出しましょう。たった数秒振り返るだけでも、脳が「繰り返し入ってくる情報だから覚えよう」と判断し、忘れるリスクが格段に下がります。

「記憶」には限界がありますが、「記録」には限界がありません。大切なことをメモする「記録する力＝記録力」は重要です。

大切なこと、覚えておきたいことがあったら、こまめにメモを取ることです。

そして、メモを取るだけで終わらせずに、**必ず後で見返して思い出す**こと。

ここまでをセットとして習慣にすることがコツです。

海馬に「大切な情報だ」と認識させることで、記憶が定着しやすくなります。

こまめに「メモを取る、見返す」――。

これを習慣にすることで、どんどん記憶が強化されていき、脳がフリーズすることを防げるようになります。

脳をフリーズさせない方法③

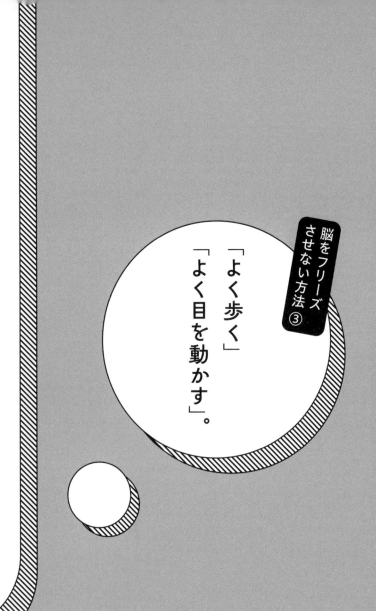

「よく歩く」「よく目を動かす」。

3章

「ぼんやりしてしまう」を解決！

脳機能が低下すると「目の動き」も悪くなる？

「思考がすぐ途切れてしまう」「長く考えることができない」――。

このような症状にお悩みの患者さんが改善していくとき、ある共通の変化が起こります。

外見上のことを言うと、どうしても差別的に受け取られかねません。病気でそうなっている方もいらっしゃるわけですから、安易に「こうなっている人は脳機能が低下している可能性が高い」などと決めつけるのは、絶対にやってはならないことです。

それでも、参考になる話だと思いますので、少しだけ説明させてください。

脳の機能が低下している患者さんのうち、重症度の高い人たちは、**目をあまり動かさない傾向**があります。

方法③「よく歩く」「よく目を動かす」。

病院は、一般の人たちからすると、見慣れないものがたくさんあるはずの場所です。そういう中に入っていくとき、人は目をキョロキョロと動かし、周囲の情報を広く集めようとします。目を動かすというのはある種、象徴的な話で、実際には、聴覚や嗅覚などを含めた感覚全体、脳の外界に対する注意の向け方がそうなっているということです。

ところが、重い症状の患者さんになると、そういうことをしません。

脳、特に**前頭葉には、レーダーのような役割**があります。レーダーが十分に機能しているときには、周囲の変化に敏感になるし、その変化への対応が、また脳を活性化させます。重い脳機能低下の患者さんでは、その逆のことが起こっているわけです。

情報の取り方が非常に狭窄《きょうさく》的になっているために、周囲の変化に気づきにくくなり、それがまた脳の活動を停滞させるという悪循環に陥っているのです。

そういう患者さんが、生活リズムを改善し、脳機能を回復させるトレーニングを重ねていって、**治っていくときには、目が動くようになる**、ということから変わっていきます。

「身振り手振りを交えて話す」効果

もう一つ言える共通の変化は、**声が大きくなり、話に身振り手振りが混じる**ようになり、**言葉もはっきりとお話される**ようになることです。

脳は、情報を処理する器官であるのと同時に、体を使って意志を表出しようとする器官でもあります。脳の機能が高まってくると、相手に何かを伝えようとしたときに、口をはじめとして、体がパッと動くようになります。**意志と表現に一体感が出てくる**わけです。

もちろん、その内容が感情的であったり、パターン的であったりする場合には、思考系の機能に問題があると考えられますが、脳機能低下症状というのは、それすらも難しくなる方向に進行していくものです。

目がよく動くようになる、表現力豊かに話されるようになる、というのは、脳の入力と出力の問題です。それが活発になってきたということは、入力と出力の間の処理能力、高次脳機能も回復してきたということになります。

このような段階になると、私は患者さんに、

「目がよく動くようになってきましたね。お話もお上手になってきましたね。脳が元気に活動している状態ですよ。このイメージを忘れないように生活してください」

と申し上げています。そこのところをよくご理解いただくと、その患者さんはどんどんよくなっていきます。

鏡を見て姿勢を正していくように、**目の動きと話し方を一つの指標にする**ことによって、自分の生活、脳の使い方を正していけるようになるわけです。

これは逆のことも言えます。

つまり、目を動かせない、言葉を話せない環境に置いておいたら、その人の脳機能は低下していってしまうことがあります。

典型的な例は、足腰が弱くなってしまった高齢の方々の場合です。

なんとか家事をしたり、どなたかにつき添いをお願いして散歩をしていればいいですが、なかなかそういうこともできません。そうすると自分の部屋に引きこもって、

テレビばかりを見ているようになってしまいます。

テレビを見ていれば情報は入ってくるように思いますが、ここで言う情報とは、そういうできあがった情報のことではありません。

視覚が捉えるもの、聴覚が捉えるもの、嗅覚が捉えるもの、触覚が捉えるもの、味覚が捉えるもの、つまり五感が捉えるもののすべてが情報です。

その整理されていない、しかも刻々と移り変わっていく多面的な情報を自分の意志で捉えて状況判断をする。それを行動に結びつけていく。そういう活動が、脳機能全体を維持するためには必要です。

一日中同じ部屋でテレビを見ているような環境に置かれていると、その機会がなくなってしまいます。高齢者の脳機能低下の症状は、多くの場合、そうやって発生します。

「長時間パソコンに向かっている」と脳はどうなる？

しかし、最近、私がもっと問題だなと思っている環境があります。

それは、**一日中パソコンに向かっているお仕事**です。一部のシステムエンジニアやプログラマーの人たちは、そのような環境で働いています。つねにノルマがあり、長時間パソコン画面に集中しています。

しかも、会話がほとんどなく、業務上の連絡もたいていメールで行なわれています。

いわば業務のために脳の入力と出力を制限されているような環境です。

こういうお仕事を何年も続けて、脳のバランスを回復させる努力もしていなかったら、**どう考えても脳の機能は偏ってきてしまいます**。

次のケースはその一例です。明らかに近年になって起こってきた問題で、私なりに原因を探って日常的にできる対策を指導しています。

ケース
3

パソコンの前で頻繁にぼんやりして、気持ちが空回りするシステムエンジニア

山本仁さん（仮名、四〇歳）。ソフト開発の下流工程を請け負う中小企業のプログラマー。ひたすらパソコンに向かい、一定の言語パターンを思い出しながらコーディングする仕事。仕事量が多く、ほとんど毎日一〇時間以上働かないとノルマが片づけられない。たびたび意識が低下したような状態になり、その結果、仕事の効率が落ちるので、労働時間が増えるという悪循環に陥っている。

業務上の連絡は、メールで行なわれ、隣の人同士でさえほとんど会話がない職場。最近人から話しかけられたときなど、頭が寝起きのように働かないと感じることが増えた。休みの日、友達と出かけることが億劫になり、ぼんやりと過ごすことが多くなった。

「職場に目の焦点が動かなくなる人がいるんですよ」と言う山本さん自身が、このところそうなってきている。

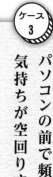

山本さんのようなケースを診察・治療にする際には、実際にはとても慎重な対応が求められます（どんな患者さんを診るときにも細心の注意を払わなければいけないのは言うまでもないことですが）。

「目の焦点が動かなくなる」「たびたび意識が低下したような状態になる」というのは、一つには**鬱病の症状である可能性がある**からです。鬱病だとすると、原因の考え方や対処の仕方が高次脳機能の低下を治すときとは根本的に違ってきます。

「寝起きの頭」で仕事をしていませんか?

山本さんの置かれている環境は、車で高速道路を走っているときを思い出してみると、理解しやすいかも知れません。

高速道路を走っているとき、ドライバーは前方の限られた範囲に注意を集中していますす。その状態を長く続けると、前方以外の周囲の情報をキャッチしようとする脳機能はお休みの状態、スイッチを切ったような状態になっていきます（時速１００キロメートルで走行中の視野は約四〇度の範囲と言われています）。

脳が処理できる情報量は限られているので、前方の情報を間違いなく処理しなければならないとすると、それ以外の方向から来る情報に対しては「疎」の状態にしておかざるを得ないわけです。

一度注意の向け方がそうなると、簡単には切り替えられないので、急に市街地に出たときに周囲の情報がうまく取り込めず、事故を起こしそうになったりします。

みなさんがパソコンの画面に長時間集中した後にも、同じような感覚にとらわれることがないでしょうか？

画面の前を離れて、部屋の中を歩いてみると**視野が狭くなっているように感じる**ことがあります。しかもパソコンの場合、至近距離でずっと平面に向かっているので、遠近感もうまく取れなくなっていて、周囲の風景が雑然と見えてしまいます。

遊びでパソコンを使っているだけなら、途中でキョロキョロしたり、頻繁に立ち歩いたりもするので、そうなるほど脳機能は限定されません。しかし、仕事で画面の中の細かい作業に集中していなければならないとすると、脳の使い方は相当小さくなっています。

それがすぐには切り替わらないので、画面の前を離れても、しばらくは寝起きの頭で周囲を見回しているような感覚になり、横から話しかけられても、そちらにパッと注意を向けることができなかったりするわけです。

これは当然起こる脳のフリーズです。覚えておいていただきたいのは、**一度脳をそういう状態にしたら、必ず時間をかけて元に戻しておかなければいけない**ということです。

たとえば「パソコンを一時間したら一五分はお休みしなさい」とよく言われますが、これは目だけの問題ではなく、脳機能を維持するために必要なことです。

一日に合計八時間もパソコンに向かっているとしたら、**最低でも合計二時間**は、目をよく動かし、周囲の情報をバランスよく捉えようとする活動をしておく必要があると思います。

「遠くを見る、近くを見る」——目のフォーカス機能をよく使おう

目をよく動かし、周囲の情報をバランスよく捉えようとする活動とは、**散歩**ができれば一番良いのですが、**窓の外を眺める**だけでもかまいません。

できれば屋外に出てほしいですが、窓の外を眺めるだけのときでもダイナミックに目を動かしましょう。前後左右斜めに動かすだけでなく、**意識して目のフォーカス機能を使うことが大切**です。

遠くのビル群を眺めたり、近くの植物をじっくり観察したりする——。そのときに、自動的に調節されているのは目のレンズだけではありません。

身体論的には、「内面的身体がそこまで伸びている」という言い方をしたりしますが、体全体の注意の向け方がそうなっている。脳の、外界の情報を捉えようとするときのフォーメーション全体が変わっているということです。それだけ脳はダイナミッ

クに動いています。

そうやって遠近感に対応しているうちに、お休みの状態にしておいた脳機能のスイッチが少しずつ入っていき、周囲の情報をうまく取れる頭になってくる。そうすると必然的に、入力される情報も多面的になってくるので、**脳の使い方のバランスが取れてきます**。

ところが、山本さんのようなお仕事をされている方は、その切り替えをする時間が十分に取れません。時間が取れても、スマホの画面を見ていたり、自宅のテレビやパソコンの画面に集中していたりして、脳のフォーメーションを切り替えないまま寝てしまうことが多いのではないかと思います。

一日や二日そういう日があっても大したことではありませんが、そういう生活を何カ月も何年も続けてしまうと、問題は深刻です。

お休みの状態にしておいた脳機能がそのまま眠った状態になってしまうのです。つまり長時間使われていなかった神経細胞のネットワークが衰退し、スイッチを切った状態からスイッチを入れられない状態になっていきます。そうすると、いつも前方だけに集中しているような、周囲の変化に疎い人になってしまうのです。

山本さんをはじめ、職場の人たちが「目の焦点が動かなくなる」というのは、情緒障害的な要素を取り除いて考えると、おそらく一つにはそういうことです。

前にも書いたように、これは目だけの問題ではなく、脳全体の問題であり、情報の取り方が小さくなっているということが二次的な要因となり、さらなる脳機能の低下を招くことが考えられます。

「平面の画面」からは、豊かな発想は生まれない

脳機能の豊かさは、**立体感を捉えようとすることによって維持されている**ところがあります。

たとえば、向こうに花が咲いているとします。その立体感は基本的に、両目を動かし、ピントを合わせて、はじめて確保できるものです。

自分が歩いていけば、その花との距離感も変わってくるし、角度や見える大きさも

変わってきます。さらに、花が風で揺れたら色や形が違って見えるし、太陽が雲で隠れたらまた違って見える。手に取ってみたら、今度は手触りとか匂いとか、そういう情報も入ってくるでしょう。

そうやって、その都度変化する情報をキャッチしながら、一つのものの立体感——質感、現実感と言い換えてもいいかも知れませんが、そういうものを**多面的に捉えようとしているとき、脳はバランスを取りながら、よく動いている**はずです。

しかも、それを連続的に処理しています。

パソコンの画面に向かっているときでも、たとえばシミュレーターのようなものを操作しているときには、現実の立体感を捉えようとしているときと同じ脳の動きがあるのではないかと思われる人もいるでしょう。

でも、人間の脳はそんなに単純ではありません。

たとえば、画面の中に空と海が映し出され、前方に点のように見えている島が次第に近づいてくる(ように見える)とします。現実にそういう変化があり、その全体像を捉えようとすれば、目は盛んに動きます。その分、脳も動いています。

ところがバーチャルの世界では、距離感やディテールが刻々と変化して見えるといっても、それは同じ平面の中でそう見えるようにコンピュータがデジタル的に処理しているだけで、人間の目は固定状態です。むしろ、目のレンズのほうを動かしてしまったら、バーチャルな立体の不自然さが際立ってしまうでしょう。

プログラミングのようなお仕事で向き合っている画面となると、もっと変化がないでしょう。縦軸横軸の世界に配置された文字列と余白を見ているだけで、目を動かす必要はほとんどありません。

同じ距離感で小さな平面を見続けているだけです。**極端に言えば、壁と向き合っているのと大差がない状況**で、それを一日中続けなければならないというのは、脳にとっても悪い環境だと思います。

「会話」は、脳全体にいい刺激を与える

そういう入力の面の問題があるうえに、出力の面でも「会話がほとんどない」とい

方法③「よく歩く」「よく目を動かす」。

う問題があります。

メールやチャットなどオンラインでのやりとりには、意志と身体を媒介する表現の一体感が乏しいところがあります。

相手が誰であろうと、向き合っているのは同じ平面で、その前で表情を変えたり、身振り手振りを交えたりする人はいないでしょう。

出力の作業としてやっていることは、キーボードを叩いて文字を打ち込むだけです。その面では、お仕事でやっている作業と大差がありません。それがまた脳の使い方を偏らせていきます。

また、これは私が使いこなせていないからかも知れませんが、**メールやチャットの文章というのは、平板にならざるを得ない**面がないでしょうか。

現実の会話であれば、「この人にこの話をわかりやすく伝えるにはどうすればいいだろうか」と考えて、表現を工夫していきます。その中で思わず身振り手振りが混じってきたりするわけです。

これがメールやチャットになると、長く書いても読むのはしんどいだろうと用件だけになってしまいます。言葉を使って表現を豊かにするというのは、出力だけでなく、脳の情報処理全体にも関わる問題なので、前頭葉の機能が高くないとできません。

さらに、対面での会話では、レーダーとしての脳もフルに使っています。

相手の言葉を聞くだけでなく、声音を聞き分けたり、身振り手振りや顔色をうかがったりもしています。それらも材料にして、相手の思考や感情を読みとろうとしているわけです。

つまり、**会話は、入力、情報処理、出力のすべての面で脳をよく使う**活動で、実際に会話の状態を脳画像で見てみると、広い範囲が活発に動いていることがわかります。入力を司る感覚野、処理を司る大脳連合野（前頭葉、頭頂葉、側頭葉、後頭葉）、出力を司る運動野の全部がスムーズに連動していないと、会話は成り立ちません。そういう要素が、オンラインでのやりとりばかりになると著しく限定されてしまいます。

もちろん、メールやチャットをよく使う一方で、**人と会って話もよくするということであれば何の問題もありません**が、山本さんのケースのように、お仕事の中に最低限あった会話すら、オンラインでのやりとりに置き換わってしまっている環境もあると思います。

パソコン、スマホにカスタマイズされる脳

もちろん、これはIT業界に限った話ではありません。

一日中パソコンに向かっている、コミュニケーションが基本的にオンラインで行なわれるという環境は、今どの業界でも珍しくないでしょう。

当たり前のことですが、人間はロボットではないので、**一つの作業だけを延々と続けていたら、脳にも体にも必ず悪影響**が出てきます。

たとえば、人と話し合いながら協調して作業を進めるということが苦手になり、苦手になるとますますやらなくなり、やらなくなると完全にできなくなっていきます。

働き盛りの人が言葉に詰まったり、思考が停止してしまったりといった脳機能低下を示すとき、何もしていないような場合だけではなく、何か一つのことをやりすぎている場合もあるのです。

山本さんが

「休みの日、友達と出かけることが億劫になり、ぼんやりと過ごすことが多くなった」

というのも、過労のせいだけではなく、仕事以外の脳の使い方ができなくなりつつあるからかもしれないと思います。

長く同じような社会生活を続けている人は、誰でも職業に最適化するように脳がカスタマイズされているところがあります。

山本さんのような環境に置かれている人は、おそらく**パソコンにも脳がカスタマイズされている**でしょう。目の動き、外界に対する注意の向け方が狭窄的になり、また、身振り手振りを交えて表現力豊かに話すということが苦手になっていきます。

仕事でなくても、パソコンを毎日長時間使っている人はそういう自覚があると思います。これは**スマホやタブレットも同様**です。

整理して言えば、平面に向かって一つのことしかしていなかったら、脳の使い方はどうしても小さく固定されてしまいます。

そうすると、ごく日常的な変化、たとえば人から話しかけられたときなどにも対応できずにフリーズしてしまいます。

そうならないためには、**目を動かして多面的に情報を取り、脳のいろいろな機能を働かせたり休ませたりすることが必要**です。

パソコンで一時間作業をして一五分休むというときに、外を散歩したり、人と会話したりすることは、脳にとってもいいわけです。

「毎朝同じ時間に起きる」ことから始めよう

山本さんのような環境の人には、次の三つのことをお願いするようにしています。

一つは「**生活の原点をつくる**」ことです。

たとえば、朝七時を生活の原点と決めたら、寝る時間が遅くなっても、朝は必ずその時間に起きるようにします。

なぜそういうことをお願いするかというと、山本さんのような過重労働者は、体内時計がズレている場合が非常に多いからです。まずそれを治さないと、何をやってもあまり効果がなくなってしまいます。

人間は太陽の光を一つの手がかりとして、生体のリズムをつくっています。

ところが、起きる時間がバラバラで、しかも一日中屋内にいると、生活リズムが整えられず、脳が眠りたい時間に仕事をしていたり、脳が活発に動きたい時間に寝ようとしていたりすることになります。

つまり、**日本にいながら「時差ボケ」**になってしまうのです。

山本さんが「たびたび意識が低下したような状態になり、労働時間が増えるという悪循環に陥っている」というのも、おそらくそのためです。

「朝二〇分歩く」と、眠っていた脳が目覚める

もう一つは、最初は朝二〇分でいいので、**「歩く習慣をつくる」**ことです。

最寄りの駅までバスを使っていたのを、歩いていくということもいいと思います。

「ぼんやりしてしまう」を解決!

方法③「よく歩く」「よく目を動かす」。

体内時計をより早く正常化するには、太陽の光を浴びながら運動をすることが有効です。

できれば、朝二〇分だけでなく、一日トータルで一時間は歩くことを習慣にすると、さらにいいと思います。

歩くというのは、全身の筋肉をバランスよく使うことでもあります。それは脳がバランスを取っているということです。

体の各部位を動かすための脳機能は、脳全体に広く分布しています。それをすべて使うことになりますから、脳内の血流がよくなっていきます。毎日続けていると、**眠っていた脳機能が目を覚ましやすくなります**。

さらに、歩くということは**目の動きを確保する**ことでもあります。一日八時間パソコンの画面に向かっていたとしても、一日にトータルで一時間程度歩くことを習慣に、それ以外の活動も加えれば、おおむね目の動き、脳の動きは補えると思います。

どんなに忙しかったとしても、その間ずっと効率よく思考系を働かせ続けられるわけではありません。フリーズしたり空回りしたりして、仕事ができていない時間が相当あると思います。

生活の原点を決め、毎朝決まった時刻に起きて、歩くことを続けていけば、それだけでも仕事はかなり効率化されてくると思います。

環境に対するつき合い方を変えれば、毎日の生活はずっとラクになる――。

そのことを私は多くの患者さんたちとのおつき合いを通して実感しています。

「一〇分音読」で脳のバランスが整う

それからもう一つは、新聞のコラムなどを「**音読する**」ことです。

脳全体をバランスよく使うという意味で言えば、会話をたくさんするほうがいいのですが、会話には相手が必要ですから、なかなか思い通りにできないこともあると思います。

音読なら一人でできますし、会話とは違った効果も期待できます。

ただ何となく読むのではなく、内容をよく理解し、**人に聞かせるようなつもりで読**

むといいです。すぐにやめてしまうのではなく、短くとも一〇分は続けましょう。

以上の三つを実行していけば、山本さんのような症状は改善されていきます。

この章の冒頭でお伝えしたことに立ち返って言えば、脳の機能が低下した患者さんたちが治っていくときには、目がよく動くようになり、はっきりとお話されるようになります。

その逆に、目の動きを止め、話すことをやめてしまうと、脳の活動はどうしても停滞していきます。それを回復させるには、また逆のことをすればいいわけです。

散歩と音読が、システムエンジニアやプログラマーの人たちをはじめ、パソコンを長時間使っている人たちに有効な活動です。

「よく歩く」「よく目を動かす」。

パソコンに向かって長時間働く人は多いと思います。そうした人たちが気をつけなければならないのは、「目の動きが固定してしまう」ことです。

長時間、パソコン画面に向かっていると、目の動きが固定され、脳の使い方が偏ってしまいます。それを防ぐために有効なのが、「**目をよく動かす**」こと。つまり、「**散歩をする**」「**窓の外を眺める**」といったことです。

脳機能の豊かさとは、立体感を捉えようとすることで維持されます。「散歩をする」「窓の外を眺める」のが有効なのは、自然と両眼を動かしてピントを合わせ、立体感を捉えることができるからです。

パソコンに一時間向かったら、さっと席を立って、フロアを歩いてみる。あるいは、ランチの時間を利用して、景色を眺めながら、散歩してみる。

仕事が忙しいときは、せめて窓の外を眺めるようにしましょう。遠くの景色、近くの景色を交互に眺めて、目をよく動かしてみてください。

それだけのことで、それまであまり使われていなかった部分が目覚めて、脳のバランスがよくなります。ぼんやりしたり、意識が低下したりといったフリーズを防ぐうえでも有効な方法です。

脳をフリーズさせない方法④

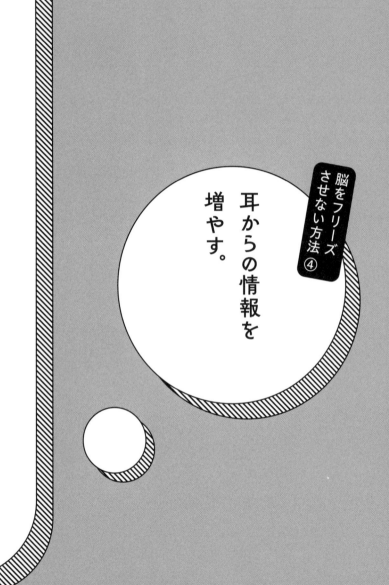

耳からの情報を増やす。

4章

「もの忘れが激しい」を解決！

スマホをよく使う人ほど、脳がフリーズしやすい？

いまやスマホがあれば、いつでもどこでもインターネットにつながって、なんでも検索できるとても便利な世の中になりました。

もちろんその弊害もあります。最近は「**スマホを使うようになってから思い出す力が低下したように感じる**」という話を、よく聞くようになりました。

ただ、この問題は、記憶を引き出す作業をスマホ（正確にはインターネット）に助けられているから思い出す力が低下した、という単純な図式では説明しきれないだろうと考えます。

一つには、スマホを使うようになってから、体内時計を乱している人が増えたことが関係しているのではないでしょうか。つまり「**夜更かしをすることが増えた**」ということです。これは明らかに無視できない要素です。

方法④ 耳からの情報を増やす。

夜更かしをすれば、時差ボケの状態になりやすくなります。時差ボケの状態になると、脳のパフォーマンスが全体的に低下している時間が増えるので、もの忘れもしやすくなると思います。

また、スマホを使うようになってから、大して興味はないけれど、インターネット上でとりあえずその情報に接したことはある、という程度の知識が増えたのかも知れません。

まったく接したことがない情報なら、もの忘れのしようがありません。それが、たとえば何気なくリンク先をたどっているときなどに目にしたことがあるから、人からその情報を聞いたときに、何となく知っているような気がするのです。

ところが、詳しくは思い出せないので、**「あれ？　何だっけ」**になってしまう。

それも思い出す力の低下という自覚につながっているのかも知れません。

「なぜ、ネットで調べた知識は忘れやすい!?」

そもそも**インターネットで得た知識というのは忘れやすい**ものです。

記憶は、能動的につくった手がかりが多いほど、自分の意志で引き出しやすくなります。

たとえば、ある情報を調べるために図書館に行った。そこでは探していた資料が見つからなかったため、大きな書店まで行った。そこで本をパラパラと見ていたら、あるページに詳しく書いてあったので、喜んで買って帰り、家でよく読んだ……。

このように**状況の変化が並んでいくと、その記憶は引き出しやすくなります**。

また、本で調べるだけではなく、詳しい人に電話をして聞いたり、現地まで見に行ったりすれば、もっと引き出しやすくなるでしょう。

こうやってさまざまな選択肢の中から、適切な方法を選び、それを意志的・計画的に並べて情報に近づいていくというのは、まさに高次脳機能を使う活動です。

ところが、インターネットではそのプロセスがあまりにも単純化されています。どんな情報でも、同じ画面の同じウィンドウの中で同じような操作をすれば調べられます。

しかも、後でまた簡単に調べられるという意識があるので、反復したり、ファイル化したり、努力して記憶を自分のものにする必要も感じさせません。

そうすると「ないない尽くし」で、思い出せるわけがなくなってしまいます。

私たちはインターネットをあまりにも便利に使うことによって、日常生活の中で、知識を得るまでのプロセスに多様性や複雑さをなくし、思い出す手がかりのない記憶をどんどん増やしてしまっているようなところがないでしょうか。そのために、**「知っている気がするけど思い出せない」**ことが増えた――。

多くの人が、スマホを使うようになってからもの忘れがひどくなったように感じているることの背景には、そういう面もあると思います。

「何でもしてくれる奥さん」は脳を衰えさせる!?

ただ、やはりそれだけでなく、実際に思い出す力が低下している面もあるでしょう。

脳機能が低下してしまう人の周りには、たいていの場合、**本人がすべき「何か」をやってくれている人**がいます。そういうことは、本当によくあることで、本人とご家族を一緒にヒヤリングしているときなどにわかります。

たとえば、もの忘れがひどくなっているご主人に、私がいろいろと質問をしていくと、「えーと、うーん」と固まってしまいます。私のほうで、簡単に答えられることではなく、意識を集中して思い出そうとしないと思い出せないことをあえて探して聞いているので、それでいいのです。

そういう思い出す努力をしていかないと、記憶力は蘇りません。

ところが、そういうときに、

方法4 耳からの情報を増やす。

「それは何々よね、あなた」

と横についている奥さんが答えてしまう。

私が「ご主人に答えさせてあげてください」と言っても、つい奥さんが助け船を出してしまう。それが条件反射になっているのです。

おそらくご夫婦は、何十年間も（ご主人の記憶力が低下し始めてからかも知れませんが）そういう関係を続けてこられたのだと思います。

ご主人が何か思い出せなくなるたびに「あれは何だったかな？」と聞けば、奥さんが答えてくれる。その分だけご主人は**粘り強く思い出そうと努力する機会を失っていたわけです**。その蓄積は相当なものです。

今はそれをインターネットがやってしまっているところがあります。たとえば、

「岐阜の名物は何ですか？」

と聞かれても、地元に縁のない人は、すぐには答えられないでしょう。

しかし、岐阜の風景を思い浮かべたりしているうちに、

「岐阜には山があるな、木があるな、そういえば飛騨の匠がいる。そうすると木工細

工か」「岐阜には長良川があるな。長良川といえば鵜飼いか。そうだ、鮎を使った名物もあったはずだ」

といった具合に思い出せることがあります。

そうやって**思考をコーディネートしながら粘り強く思い出す努力**を、私たちはスマホを使うようになってから、しなくなっていないでしょうか？

先ほどの質問でも、目の前にスマホがあれば「岐阜、名物」と検索して終わりです。

また、個人的な情報では、スマホや携帯電話の番号が典型的ですが、やはりスマホなどのモバイルに助けられている。知人の誕生日や誰かとの約束、何かしらの記念日、今週の予定など、すべてモバイルに情報を蓄積しておいて、必要なときにパッと引き出すだけです。

もちろん、以前にも手帳に控えておくなどして、記憶を脳の外部に蓄えておくということはしていたと思います。

しかし、手帳に書き込むのにも、それを検索するのにも多少の手間があったので、モバイルを使うようになってからほど極端ではなかったでしょう。

諳《そら》んじられる電話番号などもたくさんあったと思います。

いわば現代では、**スマホなどのモバイルが「何でも答えてしまう奥さん」のような役割を果たしている**わけで、それに頼りきっていると、記憶力はどうしても落ちてしまいます。

スマホに「記憶力を奪われてはいけない!」

最近、若者たちと接していて、「知っている」ということの概念が変わりつつあるのではないかと感じることがあります。

知っているというのは、基本的にそのことについて自分なりに理解し、説明ができるということです。少なくとも、人に対して「知っている」と言えるのはそういうことでしょう。

ところが、最近の若者たちの間では「**スマホで調べればすぐにわかるはず**」という程度のことが「知っている」ことの中に含まれている傾向が強くなっている気がします。

たとえば以前、**もの忘れが激しい、長い話ができない**などの症状を家族から指摘されて来院された**二〇歳の患者さん**をヒヤリングしているときに、こういうことがありました。いろいろなお話をしているうちに、

「先生、こういう話があるの、知ってる？」

と本人から言い出したので、私は「どんな話ですか？」と聞く態勢をとっていました。

前頭葉の機能が低下している患者さんを治療していくときには、本人が話し慣れていないお話を長くしてもらうことが有効な場合があります。

もちろん、本人がまったく知らないことを聞いても仕方がありませんから、自分から言い出した話題の中から「このお話は普段あまりしていないだろうな」と思われるものを見つけ、患者さんの気持ちを乗せながらフォーカスさせていくわけです。

そうすると、たいていの患者さんは訥々《とつとつ》と言葉を組み立てていきます。

ところが、その彼は、

「いや、説明するのは無理」

「ネットで○○というキーワードで調べればすぐわかるよ」

それで終わってしまいました。

話し慣れていないから説明できないというのではなく、おそらく「何で説明できる必要があるの？」と思っているのです。

私のほうでは「知っていることなら何かしらの説明ができるはず」と思っているので、そこにズレを感じたわけです。


こういうやりとりは、メールやチャットの世界で常識化したのかも知れません。

私自身も、メールを送るときに、本文をあまり長くしたくないので、代わりに参考になるページのアドレスを添付して「詳しくはこの記事を見てください」というようにします。自分で説明する代わりに人の言葉を借りているわけです。

メールを受け取った側も、その記事をすぐに見られるはずですから、そこに共通の了解が生まれます。インターネットを介したやりとりならではの合理的な方法ですが、それは**あくまでもネットの世界で通用する話**です。

先ほどの彼は、同じことを思わず現実の会話でもやってしまっているのかも知れません。

スマホが普及して、インターネットで知識を得やすくなったのだから、博学の人が増えたのかというと、けっしてそうではないわけです。知識のあり方がいつの間にか変わっているのは確かだと思います。

少し突っ込んだ言い方をすれば、「知識は覚えるものだ」という意識が希薄になり、**覚えるという部分を人類共通の外部記憶装置であるかのようなスマホが代行している。**そういう時代になっているのではないでしょうか。

記憶力が低下すると、アイデアもひらめかない

それで記憶力が低下しても、ネットで調べられるのだからいいじゃないかと思われるかも知れません。

方法④ 耳からの情報を増やす。

脳の機能は階層的になっていて、**基礎の部分がしっかりしていて、はじめてより高度な活動ができる**ものです。記憶力が低下している人が、インターネットを使えば情報が調べられるからといって、面白いアイデアがどんどん湧いてくる、創造的なお仕事ができるということはあり得ません。

知識のあり方の変化を理解して、それにうまく対応していく。

スマホの普及によって便利になったところは享受しながら、依存しすぎることなく、一方では脳機能を使う機会も意識して補っていく。

そういう自己管理が求められている時代だと思います。というと何か大それたことのようですが、あくまで**ほどほどに使うのがいい**ということです。

しかし、この「ほどほどに」ということも難しいのかも知れません。

インターネットはまさに現実社会に開いた落とし穴のように、人々を依存の世界に引き込んでいるところがあります。

ずっとスマホやパソコンの画面に向かっていると、注意の向け方がどうしても限定されてきます。そうして集中している画面の中で、**ネット依存症**の人たちの脳は、感情系の「快」を求めているわけです。

趣味の情報だけでなく、仕事でも自分にとってプラスになる情報は快だと考えられます。インターネットではそれがあまりにも簡単に得られる。しかも、周囲の情報を多面的に捉えようとする脳機能は次第にお休みの状態になっていきますから、現実の面倒なことは忘れていられます。

そこにはまってくると、最初は思考系の活動として始めたことでも、**感情系が優位になってやめられなくなってきます**。

おそらく、ごく簡単に言えば、これが**ネット依存＝スマホ依存のメカニズム**です。

このレベルのユーザーになると、脳とインターネットが完全にフィックスしていて、ネットを離れると本当に何もできないという状態になっている場合があります。

次のケースはその一歩手前の状態にある患者さんです。

最近、こういうケースが目立ってきました。

ケース4

ネット依存的な生活を送っているうちに、もの忘れが激しくなった総務部主任

田辺雄一さん（仮名、四二歳）。機械メーカー勤務。昨年、営業部から総務部に異動した。お義父さんが会社の社長で、立場が保証されている。奥さんはとても面倒見のいい人。

朝起きてまずネットに接続、会社に来てもまず接続し、暇さえあれば一日中見ている。仕事を頼まれてもどうすればいいか考えられず、部下に丸投げすることが多くなった。書類などをどこにしまったのかわからなくなることが多い。探すのにも時間がかかる。もの忘れをするというより、思い出すという機能が起動しないように感じることがある。

人から話しかけられてもパッと反応できない。電話に出ても相手の話が頭に入らない。よくネットショッピングをするが、まったく同じものを買ってしまうことがたびたびある。メールを書こうとしてパソコンに向かったものの、内容を完全に忘れていることがある。

総務部というのは、会社の中でも特に、お仕事がマニュアル化しにくい面があると思います。他の部署で「うちの担当ではない」と判断された雑多なお仕事が回ってくるので、都度対応を考えていかなければいけません。もちろん、パターン的に処理できる部分もあると思いますが、基本的には臨機応変な作業の組み立てを求められる場面が多いわけです。

「ものをよくなくす」「探しものが見つからない」本当の理由

田辺さんはその部署の責任者ですが、何かお仕事が発生したときに、作業の手順をパッと組み立てることができません。難しいから考えられないのではなく、**ごく簡単な手順でもまったく思い浮かばない**ことが多いのです。それで、思わず部下に任せてしまう。

また、こういうこともよくあります。

たとえば、田辺さんが管理を任されている書類をすぐに出してくれと言われる。

ところが、それをどこにしまったのか思い出せない。

「………」

しばらく呆然として固まってしまうわけです。思い出すのをあきらめて探し始めますが時間がかかってしまい、一緒に探している（書類の在《あ》り処《か》を知らない）部下のほうが先に見つけたりします。部署を移って一年近く経とうとしているのに、そういうことがむしろ増えています。

これは記憶力だけでなく、**前頭葉の選択・判断・系列化する力が衰えている**状態だと考えられます。何か新しい仕事を任されたときにその手順を組み立てるのも、ものをなくしたときにどういう順番で探していくかを考えるのも系列化です。

また、ものを後で見つけやすいようにしまうときには、**ファイル化**の能力を使います。記憶を引き出しやすくするためのファイル化を頭の中でして、それを外部の環境に反映させていくのです。そうすると、頭の中の整理と身のまわりの整理が一致してくるので、しまった場所がすぐに思い出せます。

私の個人的なことを言えば、習慣で、朝起きるとまず**部屋の片づけ**をします。病院に来ても、まず身のまわりのものの整理をします。

そうすることが、**脳の基礎的なトレーニングになる**ことがわかっているからです。また、同じ理由で、家でも職場でも、雑多な仕事を見つけては、作業の手順を考え、メモに書き留めてから実行するようにしています。

こういう習慣を持つことは脳にとって大切なことです。

ところが、田辺さんの場合、家では奥さんが代わりにやってくれますし、会社では部下が助けてくれます。さらに、インターネットの便利さに慣れすぎていることが、その傾向を決定的に助長させているところがあると思います。

中高年も「ネット（スマホ）依存」に気をつけよう

田辺さんは明らかにネット依存的な生活を送っている人です。

朝起きるとまずネットに接続することが習慣になっていて、出社するギリギリの時間までネットサーフィンをしている。会社でも、席に着くとまずメールをチェックし、そのままインターネットのニュースを閲覧することがパターン化された行動になっています。めぼしいニュースを読んだ後は、そのリンク先をたどったり、気になる言葉を検索したりしているうちに、時間が過ぎていく。

必要があって調べものをしている場合も少なからずありますが、たいていの場合は、仕事をしているように見えるだけで、実際には生産的なことは何もしていません。

田辺さん自身もそれはわかっているのですが、何となくやめられないのです。

休日になると、それこそ**朝から晩までやっている**ことも珍しくありません。

一般的に、休日は家族で楽しく過ごすところです。

ところが田辺さんは、

「俺にはこれ(インターネットを使った仕事)があるから」

と言って、またすぐにパソコンに向かってしまい、一日中やっている。

ネット依存(スマホ依存も同様)というと、若者に特有の現象のように思われがちですが、必ずしもそうではありません。**中高年がこういう状態に陥っているケースは**

珍しくないと思います。

ここまで特徴的な生活をしていると、田辺さんのさまざまな症状はインターネットの過度の使用が原因だと考えたくなります。

しかし、必ずしもそれだけとは言いきれません。というのも、田辺さんは明らかに**「目標」を失っている人**だからです。

目標を失うと、意志的・計画的に行動する力が落ちて、何をするのも反射的・受け身的になってしまいます。また、思考系に対して感情系が優位になりやすくなるので、依存症も起こりやすくなります。

つまり、田辺さんのネット依存とさまざまな症状は、原因と結果の関係にあるのではなく、目標を失っていることの結果なのかも知れないと考えられるわけです。

脳機能の低下症状を治療するときには、その人が今、人生のどんな局面にあるのかということを見極めておくことが非常に重要です。それを無視して安易に「便利な道具のせいだ」などと決めつけてしまうと、大きな原因を見逃し、症状を悪化させてしまうこともあります。

便利な「検索」に頼りすぎていませんか?

前項で述べたことが大前提としてある一方で、田辺さんの生活を今これだけ支配している、しかも以前にはなかった道具が、脳機能を低下させている原因として無視できない要素であることも明らかです。

それは次のような因果関係として考えてみることができます。

インターネット（というより検索エンジンですが）の最も特徴的な機能は、膨大な情報や複雑な手続きをスッキリと整理し、系列化された状態で提供してくれることにあると思います。

たとえば、キーワードを入力するだけで、関連する情報が重要度の高い順に表示される。ユーザーは、すでに整理されてある状況の中から「これは」と思われるものを選んでクリックしていくだけで、探していた情報にたどり着くことができます。

また、ネットショッピングをするときにも、簡単な情報を入力する以外は、案内に従ってボタンをクリックしていくだけで、次々に画面が変わっていき、上の空状態でいても手続きが終わっていきます。

言ってみれば、**ネットサーフィンをしている間、高次脳機能を使う場面がない**わけです。

明確な目的があって、それを達成するための手順の一部としてインターネットを使う分には、この便利さはすばらしいものです。

でも、人の一日は限られています。その限られた時間の大部分をインターネットに身を任せた状態で過ごしてしまうと、単純に思考系の中枢を働かせていない時間が増えるわけですから、それをどこかで補っていかないと、自分の脳を使って選択・判断・系列化する能力が低下してしまいます。

その結果が、新しい仕事を任されたときに手順を組み立てられない、ものをうまく探せないという症状に端的に表れているのではないかと思います。

「もの忘れをするというより、**思い出すという機能が起動しない**ように感じることがある」というのも、ネット依存的な生活を送っている人がよく口にする症状です。

その因果関係は本章の冒頭に書いた通りで、目の前に記憶を助けてくれる装置があったら、どうしてもそれに頼ってしまいます。

努力して思い出す機会が「検索する」という簡単な作業に置き換わっているのですから、その分だけ意識を集中して記憶を引き出す力は落ちています。ですから、たまにそういう機会があっても、全然できなくなっていて、フリーズしたように感じるわけです。

「ネットで同じものを買ってしまう」心理

「よくネットショッピングをするが、まったく同じものを買ってしまうことがたびたびある」というのは、ある意味で当たり前のところがあります。

記憶は、能動的につくった手がかりが多いほど引き出しやすくなるものです。ところが、ネットショッピングでは、どのお店で買ったとしても**現実に向き合っているのは同じ画面**で、手続きも誘導に従っていれば終わっていきます。

そのために同じものを買ってしまいやすいということはあるでしょう。

これは、日常生活の中に**能動的に手がかりをつくって何かをするという機会が減っている**ことを示していると考えられます。

さらに「メールを書こうとしてパソコンに向かったものの、内容を完全に忘れていることがある」というのは、前頭葉機能を使って組み立てた話を保持しておく力が弱くなっているからでしょう。

チャットなどリアルタイムコミュニケーションをしている間は、基本的に息の長い文章を書く機会がありません。

しかも、思いついた文章をすぐに打ち込んで送信する。

そういうことをする時間が生活の中で長くなると、長い文章を組み立てて、それを頭の中で保持しておく力は、当然衰えていくと思います。

「ネット(スマホ)依存」を克服する効果的な方法

田辺さんの症状は、インターネットさえやめればよくなるというものではないと思いますが、今のような生活を続けていることに問題があるのは言うまでもありません。ネット依存(スマホ依存も同様)を克服するのが難しいのは、それがあまりにも身近にあるからです。

さまざまな依存症の治療は、患者さんを依存の対象から完全に引き離すことが原則ですが、インターネットの場合は、仕事やコミュニケーションの道具になっているので、それが難しい。だとすれば、次に有効なのは、**ネットの世界に入っていく最初の段階をはずすことが有効**だと思います。

たとえば、会社に着いて席に座り、パソコンでメールをチェックしてそのままインターネットを見始める、こういうことが習慣になっている人は、最初にそれをやめる。

一度始めてしまうと、脳の注意の向け方がネットサーフィンなどに最適化されてきて、それが感情系の快に結びついていくので、やめるのがますます辛くなってきます。それに対して最初の段階の中止は、おそらくパターン化された行動の一部になっているだけなので、脳の性質から考えれば、**その段階でやめるほうが、途中でやめるよりもずっとラク**なはずです。

やめていきなり面倒な仕事をするのでは逃げたくなるでしょうから、パソコンの電源を一度切ったら、**おいしいコーヒーをいれる**とか、何か別の形で感情系に快を与える行動を取り入れるといいと思います。

さらに、手を動かしたり、片づけをしたり、何か作業を始めると、次第にモチベーションが高まり、快の感情に関与する神経伝達物質ドーパミンの分泌によって、脳が作業を続けるようにと信号を出してきます。これは作業を続けることで脳の快感が生まれる「**作業興奮**」を応用する方法です。

仕事で長時間、頭を使った後には、とにかく一度パソコンの前から離れて、外を散歩するなど、意識的に目を動かす活動をするといいでしょう。脳の使い方が必然的に切り替わってきます。

もう一つ田辺さんに大切なのは、目標を持って自立するということです。

田辺さんには、**自分のことはすべて自分でする**ようにしてもらう。端的に言えば、「自分の脳をもっと使ってください」ということです。

そのためには目標を持つことが大切です。

目標を持って人生を少しずつ変えていく。その中で直面する問題を、自分の脳を使って一つずつ解決していく。

目標を失い、反射的・受け身的な生活になっている人には、それが根本的に必要なことです。

耳からの情報を増やす。

脳の情報処理、入力・処理・出力の過程において、大切な入力情報源には、大きく二つのものがあります。「目からの視覚情報」と「耳からの聴覚情報」です。

この章で紹介した田辺さんには、入力情報源が「目からの視覚情報」に偏っていたことが問題点として挙げられます。

それを踏まえて、もの忘れが気になる人に、思い出す力を回復させる具体的な方法を紹介しましょう。

それは、ラジオを聴いて、「**聴覚からの情報を増やす**」ことです。

現代人の多くは、情報の入力を視覚に頼りすぎています。

ときには、聴覚から情報が得られるラジオを活用して、**耳を刺激することも、脳をフリーズさせない効果的な方法**と言えます。

視覚が遮断された状態で聴覚から情報を取ろうとしてみると、あまりにも聞き取れなくて驚くと思います。最初はそれでいいのです。

次第に聞き取れるようになってきますから、続けてみてください。

ポイントは、ラジオを聴く際に、ただ何となく聴くのではなく、**内容を理解しながら聴いて、その要点をメモ**しておくことです。

さらに、メモを見ながら、内容を思い出して話してみてください。

そうすると、理解して聴く、記憶を引き出すための能動的な手がかりをつくる、粘り強く思い出す、長い話を組み立てる、といった大切な要素をまんべんなく鍛えることができます。

「人から話しかけられてもパッと反応できない。電話に出ても相手の話が頭に入らない」という症状も、この訓練を続けていけば改善されていきます。

脳をフリーズさせない方法⑤

「手で書く」「声に出して読む」。

5章

「話がうまく聞き取れない」を解決！

現代は「話を聞き分ける機会」が減っている

現代人が今、最もしなくなりつつあることの一つは、**「聞き分ける」**ということではないでしょうか。

複数の人が話している中から、一人だけの話に注目し、内容を理解する。そういう高次脳機能を訓練する機会が、日常の中からなくなりつつある気がします。

パーティ会場のような、みんながワイワイ話している状況で、誰か一人の話を聞こうとしたとき、そこに注意を集中できる。そういう能力を**「カクテルパーティ効果」**と言います。

カクテルパーティ効果は、一九五三年イギリスの認知心理学者コリン・チェリーによって提唱されました。**「音声の選択的聴取、選択的注意」**とも呼ばれています。

カクテルパーティ効果を使っているとき、脳はその他大勢の人の話し声を入力していないわけではありません。

聴覚は、外耳、内耳、聴神経、聴覚皮質などの器官を使い、音の信号を神経活動情報に変換し、音の強さ、音源の方向、言語などを認識する能力、機能を持っています。鼓膜の振動を電気信号に変える段階、外耳から内耳から聴神経へと伝わるこの段階で情報を遮断することはできません。

可能なのは、聴覚から入力された情報が、側頭葉・聴覚皮質を介して前頭葉に送られるその途中か、前頭葉が情報を処理する段階で、不要な情報は解釈しないようにすることです。

でも、これは非常に高度な脳の働きです。

たとえば、私たち医師は、病室や診察室で患者さんから、直接情報をもらっているだけでは十分な仕事はできません。ナースステーションに戻って、カルテの入力をしているとき、看護師さんたちがいろいろな話をしています。

それに何気なく聞き耳を立てていると、

「なるほど。あの患者さんにはそういう思いがあるのか」

などとはじめてわかることがあります。患者さんに直接言わないものの、その情報を治療に活かして仕事をしているわけです。

医者の世界に限らず、どの業界でも、本当に価値のある情報を、そういう雑多な話が飛び交っている中で得られることがあります。

相手が複数になると、話が頭に入らない!?

その高次脳機能が低下し、カクテルパーティ効果が使えなくなった結果、何が起こるでしょうか？

その弊害は、たまに大勢で会議をしたときに、聞き取れなくて困るということだけではありません。**大切な情報を、多面的に取れない人になっていく**ことにもつながってくると思います。

たとえば、営業マンの世界でも、誰か一人が出来事をしゃべって、それをみんなが周りで聞いていることがあります。本音のところはどうなのか、他社の営業マンたちはどう考えているのか、あの会社の担当者の意見はどうなのか、そういう情報をさまざまにキャッチして、多面的な意味を持つ仕事として組み立てていくのが、クリエイティブな仕事をするということだと思います。

会社も、それを求めているはずですが、現在の普段の職場環境としては、その訓練の機会も少なくさせているところが多くあると思います。

最近では、大人数で会議をする、対面で会議をすることが少なくなっています。ブレーンストーミングのようなことをするにしても、一つずつ案件を採決するという場合が多いのです。

普段の業務でも、パーソナルスペースを用意して、個別に仕事をする人が多いのではないでしょうか。業務上の連絡はもちろん、会議もオンラインで行なわれるケースが増えてきたと思います。

そうすると、たしかに仕事の効率は上がるかも知れませんが、**大勢の中から情報を聞き分ける力を鍛える機会は減ってしまう**ことになります。

聞き分ける力を訓練するには、最初から整理された環境ではなく、注意して聞き耳を立てなければならないような環境が必要です。

「みんなで働く」という意識が強かった頃の日本には、そういう訓練の機会が嫌でもたくさんあったわけですが、それが極端に減ってしまいました。

SOHO（Small Office Home Office）や在宅勤務などが究極の形だと思いますが、個別化社会が急速に進展しています。

そういう社会環境の変化を反映してのことでしょう。最近、脳機能の低下を訴えて来院される患者さんの中に、**そもそも聞き取れていないと思われる人が増えています。**

ケース5

会話の相手が複数になると、話が聞き取れなくなる営業マン。

川口孝雄さん（仮名、二九歳）。大手飲料メーカーの営業部に所属。勤務態度は真面目。人員削減で仕事が忙しくなり、友達と遊ぶ機会が減った。連絡には主にメールを使う。

都内のマンションで一人暮らし。出かけるときはつねにスマホで音楽を聴いている。毎日一〇時過ぎに帰宅し、お酒を飲んで寝る。脂質異常症と肝機能障害があり、血圧が高い。人からよくもの忘れを指摘されるが、そもそもその情報を聞いた覚えがないことが多い。

喫茶店などで複数の相手と話しているとき、話が頭に入らなくなることがたびたびある。長い話を聞いたり読んだりしているうちに、ぼんやりしてしまうことがよくある。ひらめきには自信があったが、ここ数年、企画のアイデアなどが浮かばなくなった。


川口さんのフリーズは、より具体的に言えば、次のような場面で起こります。

たとえば、喫茶店で打ち合わせをしているとします。先方の担当者はAさんとBさんです。川口さんは上司と一緒に二人のお話を聞いています。

Aさんと川口さん、Bさんと上司がそれぞれ対面の位置にいるので、基本的に、Aさんは川口さんに、Bさんは上司に直接語りかけるような形になっていますが、もちろん四人はバラバラの話をしているわけではありません。

そういうときに、Aさんからこんなふうに質問されました。

「そのことについて、川口さんはどう思われますか?」

「…………?」

川口さんには、その質問が非常に唐突なものであるように感じられるのです。

「そのことって、どのことだろう」と。

しかし、じつはAさんはBさんのお話を継いでそういう質問をしています。川口さんには、そのBさんのお話が聞き取れておらず、**周囲の雑音と同じレベルになってしまっている**ために、Aさんの質問が脈絡のないもののように思えてしまうのです。

困惑を察したAさんがBさんのお話を説明し直し、改めて意見を求めると、川口さんもやっと筋道が理解でき、事前に用意していた答えを返すのですが、今度は上司に、

「川口、その話は今俺がしたよ!」

と指摘されてしまいました。川口さんは上司がBさんにしたお話も、聞き取れていなかったのです。

極端な例のように思われるかも知れませんが、こういう人は実際にたくさんいます。

カクテルパーティ効果が十分に使えている状態というのは、目の前にいる人の話なら聞き取れるというだけではありません。

音の情報は、視覚情報とは違い、つねにあらゆる方向からやってきます。顔をどちらの方向に向けていても、聴覚的注意はニュートラル状態にしておいて、**聞きたいと思った情報にパッと注意を集中できる**。

それをどんどん切り替えていかないと、喫茶店のような場所で複数の人の話をうまく聞き分けるということができません。

川口さんは、そういう高次脳機能が衰えてしまっています。そのために、視覚的な注意を向けている相手の話しか聞き取れなくなっているのです。

もの忘れ以前に「そもそも聞き取れていない」場合

こういう状態になっている人は、往々にして人からもの忘れを指摘されています。

川口さんが来院されたきっかけも、「最近、もの忘れがひどい」という上司からの指摘でした。ところが、本人にはその自覚がありません。

軽いもの忘れというのは、たいていい人から「こういうことを忘れているよ」と教えられれば「あ、そうだった」と思い出せるものです。これが、聞いたこと自体を完全に忘れてしまう、そういうことがたびたびあるというのは、相当な重症です。フリーズする脳どころの話ではありません。

しかし、川口さんはそこまで重い症状の患者さんには見えません。

こういう場合には、じつは**忘れているのではなく、その情報を聞き取れていないこと**が多いのです。

「イヤホンをしている生活」が聞き分ける力を低下させる

川口さんは、いかにも現代人的な生活を送っています。

東京で一人暮らし。隣近所の人とは会話をしたことがなく、どんな人が住んでいるのかもよく知りません。

仕事が忙しいので、大勢で遊ぶ機会も少なく、友人や郷里の家族とのやりとりにも、メールを使うことが多くなっています。

出かけるときには**いつもスマホで音楽を聴いています**。歩行中も、電車に乗っているときも、食事中もイヤホンが耳に入っている状態です。仕事中も、人と会うとき以外には基本的に音楽を聴いています。それで仕事も生活も成り立っているのです。

営業で人と会うときは、個別対応が中心です。しかも多くの場合、事前のメールを使ったやりとりで大筋での合意が得られているので、現場では簡単な了解を交わすだけで済んでしまいます。

世の中全体、**「集団の時代」から「個の時代」に向かっている**ように感じます。

人と向き合って話す直接的なコミュニケーションの機会が減り、画面を介した間接的なコミュニケーションの機会が増えています。そういう社会になっていく中で、「聞き分ける」をうまくできないことに無自覚でいる人が増えているのは問題だと思います。

この問題は、結果として、たまに大人数で会議をしたときに聞き取れなくて困るということだけではなく、**クリエイティブな能力を低下させる**ことにもつながっています。川口さんが、

「数年前から企画のアイデアなどが浮かばなくなった」

というのも、一つには、このカクテルパーティ効果を使わなく（使えなく）なっていったことが原因になっているのかも知れません。

「大切なキーワード」「伝えたいこと」に注目しよう

じつは川口さんには、もう一つ脳の使い方を偏らせている問題がありました。

私の外来では、新聞のコラムを**まず黙読し、次に書き写して、最後に音読**してもらう検査をよく行ないます。脳の入力、情報処理、出力に問題がない場合には、スムーズに書き写し、またスラスラと読むことができます（問題がある場合には、書き写す

のに異常に時間がかかったり、行を飛ばしてしまったり、読むときに何度も詰まったりします）。

川口さんはここまでは特に問題がありませんでした。ところが、次に私が、

「今のコラムの中に出てきた名詞を思い出せるだけ言ってみてください」

とお願いすると、

「………」

川口さんはフリーズしてしまいました。

時間をかけて思い出そうとしても、三つか四つしか出てこないのです。

新聞のコラムですから、文字量は八〇〇字くらいあります。それほど難しい用語が出てくるわけでもありません。それを黙読し、書き写し、音読までしているのに、名詞を三つか四つしか思い出せないというのは、かなり問題です。

題材との相性ということもあるので、コラムを変えて同じことをやってみてもらいましたが、結果は変わりませんでした。

短期記憶に障害があるために、今読んだばかりの内容が思い出せないという場合も

ありますが、私はそうではないと感じました。

川口さんは、内容を理解しながら書き写したり読んだりするのではなく、ただ**文章を言葉の集まりとして読んでしまっている**のではないかと感じたのです。そうすると、人間が単純に記憶できる数には限界がありますから、少ししか思い出せません。話が長くなると、右から左に抜けていくようなことになってしまいます。

英語を勉強するときに、「単語一つひとつにこだわるのではなく、全体の意味を大まかに捉えようとすることが大切」と言われます。

大切なキーワードは何か、伝えたいことは何か、文章の中から読み分けていないと、内容やイメージをパッと頭に描くことができないわけです。そして、思い出せる単語も少なくなってしまうのです。


英語でそういうことをしやすい人は、じつは日本語でも近いことをやっている場合があり、その傾向が環境要因によって助長され、極端な状態になっていることがあります。

川口さんはそういうケースではないかと私は判断しました。

「情景をイメージしながら聞く」効果

ヒヤリングを進めていくうちに、川口さんは人の話を聞くときにもそういうことをやっていることがわかってきました。

というのも「こういうことをしてください」という短い指示的な言葉であれば、川口さんは、聞き逃すことも、すぐに忘れてしまうこともありません。

ところが、こちらがたとえ話などを織り交ぜながら、表現を豊かにしようとして、話を長くしていくと、最初の話題に含まれていた指示的な内容を忘れてしまうことが多いのです。

余談になりますが、私はこういうとき、言い方を工夫して、脳の使い方に問題があることに患者さんが自分で気づくことを期待します。

「あなたは人の話を聞いてないですね」などと言ってしまったら、

「そんなことないですよ」と反発されて終わってしまいます。

ところが、

「いやあ、医者というのは表現が下手なもので。私の話はわかりにくいでしょう?」

という言い方をすると、面白いもので、それまで何度尋ねても出てこなかった自覚症状を「じつは」と自分から言い出すことがあります。

川口さんの場合がまさにそうでした。

「私は喫茶店なんかで話を聞いているときにもの忘れを指摘されるだけじゃなくて、静かな場所で、相手が一人でも、話が長くなると内容が頭に入らなくなることがあるんですよ」

「そうでしたか。そうすると、人からもの忘れを指摘されるというのは、じつは忘れているわけではなくて、内容が聞き取れていない部分もあるのかも知れないですね。ところで、さっき新聞のコラムを読んでもらいましたけど、そのときに何か情景を思い浮かべましたか?」

「情景ですか? いいえ、まったく。そんなことをする必要がありましたか」

「長い話を理解するときには、**大まかなイメージを捉えようとしないと、頭に残らな**

いんですよ。ほら、役者さんたちって、長い台詞でもすっと覚えてパッとしゃべるでしょ。あれは『こんなイメージだな』というのを頭に入れようとしているからです。

この場面でのキーワードは何か、伝えたいことは何か、文章の中から読み分けて、内容やイメージを思い浮かべてください。そうして読み進めると、思い出そうとしたときに、イメージから引き出せる単語の数も多くなります」

「そういえば……。そのお話を聞いて、視界が開けた気がしました」


用件だけのやりとりになりやすいオンラインでのコミュニケーションが普及したことが、川口さんのような人を増やしている面はあるかも知れません。川口さんは、それで長い話が理解しにくくなっているうえに、カクテルパーティ効果が使えなくなっていました。

そのために一対一で話していても内容が頭に入らなくなることがあるし、喫茶店のような場所で複数の人と話すと、もっと内容を聞き取れない部分が出てきてしまうわけです。

それがおそらく川口さんのフリーズの原因です。

「聞き取る力」は「書く＋読む」で鍛えられる

川口さんのような症状を改善するには、一つには先ほど書いた、新聞のコラムの黙読、書き写しと音読、それから中に出てきたキーワードをできるだけたくさん思い出すという訓練を続けてもらうといいと思います。

「聞き取る」「聞き分ける」ことに問題があるのに、なぜ書いたり読んだりするのかと思われるかも知れません。英語の勉強を思い出してみてください。ヒヤリングの能力を向上させるには、英語を**「書き慣れる」「読み慣れる」ことが必要**です。

これはごく簡単に言えば、脳の言語中枢の中で、「聞く」と「話す」がバラバラにあるのではなく、解釈する部分を挟んで一連の流れになっているからで、日本語を聞き取る力を高めるときにも、この構造を利用することが有効だと考えられます。

もちろん、そのときに、ただ書き写したり読んだりするだけではダメで、**内容を理**

解して、風景を思い浮かべながらすることが大切です。

たとえば、次の詩を読むときには、雪が降った後の森の風景をイメージしながら読むのと、無意味に字面だけを追って読むのとでは、後で思い出せる単語の数が違ってきます。

見えない木

雪のうえに足跡があった
足跡を見て
はじめてぼくは
小動物の
小鳥の
森のけものたちの
支配する世界を見た

（田村隆一詩集『言葉のない世界』より）

詩や新聞のコラムだけでなく、いろいろな文章を書き写したり読んだりするときに、意識してそういう高次脳機能を使っていくと、長い話を聞き取るときにも、ちゃんと内容が頭に残るようになるはずです。

大勢が参加する場で「聞き分ける力」を磨いてみよう

カクテルパーティ効果を十分に使えるようにするには、雑多な話し声が飛び交っている中で一人の話を聞き取ろうとする機会を増やすしかありません。

その気になれば、訓練の機会はどこにでもあるでしょう。

たとえば、レストランの中で、**意識して周囲の音をキャッチ**しようとしてみると、たくさんの人の話し声がガヤガヤ聞こえてきます。その中の誰か一人か二人の話に聴覚的注意を集中させてみるのです。

方法⑤「手で書く」「声に出して読む」。

きっと面白い話が聞けるはずです。が、これは一歩間違えると悪い趣味になってしまうので、あまりおすすめできません。

もっといいのは、異業種交流会のようなものに積極的に参加してみることです。聞き分ける力が鍛えられるだけでなく、貴重な情報がたくさん得られると思います。

また、お子さんがいるご家庭なら、テレビを見ながら、後ろで母子（父子）や子どもたちがどんな話をしているのかに聞き耳を立ててみるのもいいでしょう。

普段そういうことをしていない人は、子どもの変化や成長に気がついて、ハッとさせられることがあると思います。

そんなことは当たり前にやっているという人も多いと思いますが、私たちは、そういう当たり前のことをいつの間にかしなくなり、できなくなっていることがあるのです。

川口さんのケースの解説はこれで終わりますが、「人の話が聞き取れない、頭に入らない」という症状に関して、もう一つ解説しておかなければならないケースがあります。

ケース 6

転職先の企業で、たびたび思考停止状態に陥るようになったエリートビジネスマン

大久保洋一さん（仮名、三六歳）。医療機器メーカーからＩＴベンチャーに好待遇で転職。前職では五年連続エリア内トップの営業成績。転職先の企業もその実績を評価した。現在はビジネスで使用するソフトウェアを開発。成長を続けている。任されたのはソリューション営業。新商品を使用する場面を案出して売り込む仕事。医療機器とは比較にならないほど商品の変化が速い。理解しようとすると上の空に。文系出身でＩＴには強くない。ＩＴに強い部下をつけるから問題ないと言われていた。自分なりに勉強しているが、商談中にぼんやりしてしまい、空白の時間が過ぎている。「前職はパターン化された世界。誠実でありさえすればよかった」

大久保さんは、人と話しているときに思考の空白ができる、聞き取れなくなることが多かったのですが、脳機能が低下しているわけではありません。

「異業種の話はうまく聞き取れない」理由

人の話を聞いているときにぼんやりしてしまうという現象を引き起こす要因の一つとして、**言語体系が違いすぎる**ということがあります。

長い話を聞くときには大まかなイメージを捉えることが大切と述べたばかりですが、意味がわからない言葉がありすぎると、大まかに捉えることが困難になります。

話を理解することを、マスを埋めていくことにたとえて考えてみましょう。

多少白いマス（わからない言葉）があっても、全体のマスが大体埋まっていれば、大意はつかむことができます。しかし、白いマスのほうが多いくらいになってしまうと、正しくイメージを描くことはできません。

また、大半のマスが埋まっていても、白い部分が決定的に重要であるために、全体が真っ白なのと同じ状態になってしまうこともあるでしょう。

私は、よくこういうことがあります。

パソコンショップに周辺機器などを買いに行ったとき、説明の上手な店員さんは、自分がどれだけ多くの専門知識を持っていても、平易な言葉でお話してくださるものです。

ところが、経験の浅い店員さんになると、説明することに一生懸命で、こちらの理解が伴っていないことに気づいてくれません。大半の言葉は理解できているのですが、一部のわからない言葉の中に決定的に重要なものが含まれているために、正しく理解できません。

そういう状態で、最後に、「何かご質問はありますか？」と聞かれても、「あ、いや、ありません」となってしまうのは当然です。

大久保さんは、お仕事の中でこういうことが日常的に起こっているのだと思います。

医療機器の業界とＩＴ業界とでは、言語体系はまったく異なるはずです。いくら自分なりに勉強しているといっても、仕事の中で使われる言葉は、表面的な意味の裏に、業界の人間にだけ通用する共通認識のようなものが付随しているものです。それがわからないと、大意がつかめなくなり、言葉の一つひとつを機械的に頭に入れようとせざるを得なくなってしまいます。そんなことは無理なので、**オーバーヒートの状態になって、思考が停止してしまう**——そういうことが起こっているのだと考えられます。

わからない言葉があったとき、すぐ周りの人に、

「さっきの言葉はどういう意味ですか?」

と聞くことができればいいですが、いちいち質問すると話の腰を折ってしまう、会議の進行を妨げる、と思うと心理的に抵抗があるでしょう。それでつい知ったかぶりしてしまうこともあると思います。そうすると、なかなかその業界の言語体系を身につけることができずに苦労をします。

今の大久保さんにはそういう辛さがあると思います。

優秀なビジネスマンが陥りやすい落とし穴

少し前まで、日本の社会では終身雇用制が当たり前で、一度就職したらその会社に

骨を埋めるか、転職しても同じ業界で働くという人がほとんどでした。

ところが最近では、転職する人のほうがむしろ一般的になっていて、優秀な人は業界を越えて移籍したり、スカウトされたりします。

そういう人たちが、おそらくぶつかることになるのが**言語体系の壁**です。

特に日本の社会には「暗黙の了解」「以心伝心」といった言外のコミュニケーションを重んじる風潮があり、それが仕事全体を支配していますから、戸惑うことが多くなると思います。忙しいビジネスの世界では、略語が当たり前に使われている場合もあるのではないでしょうか。

大久保さんには高次脳機能の低下は認められませんでした。彼の場合は、言語体系の壁が問題だったのです。

言語体系が違うというのはおそらく表面的な問題で、その背後にある仕事のシステム、業界の文化といったものの違いも相当に大きいと思います。それが身についていない状態では、営業のコツをつかむことも難しいでしょう。

前職に比べて「商品の変化が速い」という違いも無視できないとは思いますが、大久保さんの現在のフリーズの原因は、それ以前のところにあるような気がします（I

Tベンチャーのソリューション営業のお仕事にしても、経験年数の長い人から言わせれば、それなりのパターンがあるのではないでしょうか)。

そもそも、医療機器販売のお仕事がパターン化されていたと言いきれるのは、大久保さんがそれだけ多くの方法論を身につけていたからで、三〇代の若さでそれを獲得するために、大久保さんは他の人よりも努力されたのだと思います。

その**意志的・計画的に行動する前頭葉機能の高さこそ、大久保さんを前職でエリア内トップにまで上り詰めさせた能力**でしょう。私はそう考え、ヒヤリングと一通りの検査をした後、次のようなことを申し上げました。

「大久保さんは非常に優秀ですよ。今はこういうことで、言語体系が身についていないから、フリーズしたように感じることもあると思いますが、もうしばらく地道に頑張ってみてください。相手のお話が理解できなかったら、部下に聞いてみてください。頼りきっていてはダメですが、そういうことが必要なときもありますよ」

本書の趣旨からは少し離れますが、フリーズする脳にはこういう面もあります。

「手で書く」「声に出して読む」。

人の話がうまく聞き取れない、頭に入らない、という脳のフリーズ現象は、「カクテルパーティ効果」、つまり、「音声の選択的聴取、選択的注意」の使えない状態を示しています。

音の情報は、視覚情報と違い、あらゆる方向からやってきます。聞きたいと思った話に注意を集中させたり、大切な話とそうでない話を聞き分けたりすることが必要になります。それがうまく機能していないから、人の話がうまく聞き取れない、頭に入らない、というフリーズ現象が起こるのです。

この機能を目覚めさせるためには、**「手で書く」「声に出して読む（音読）」**ことが有効です。

本文でも解説しましたが、脳の言語中枢で、「聞く力」「話す力」は、解釈する部分を挟んで一連の流れになっています。ですから、「手で書く」「声に出して読む」とい

うことを行なうことが、「聞き取る」「聞き分ける」という機能を高めることにもつながるわけです。まとめると、

- **新聞のコラムの内容をノートに書き写してみる。**
- **書き写した内容を声に出して読んでみる（音読する）。**
- **さらには、コラムに出てきたキーワードを思い出してみる。**

この3つのトレーニングを行なうことで、「聞き取る」「聞き分ける」、そして「話す」という能力を効果的に鍛えることができます。

ぜひ、試してみてください。

脳をフリーズさせない方法⑥

定期的に「脳の健康診断」をする。

6章

「最近、無口になった」を解決！

健康の問題から、脳がフリーズする場合とは？

前章で解説した、「カクテルパーティ効果」が使えなくなっている川口さんには、じつはもう一つ治療しなければならない健康問題がありました。それは、「高脂血症と肝機能障害があり、血圧が高い」ということです。

これがどれくらい脳の機能低下に影響を与えていたか、明確には言えませんが、無関係ということはありません。ですから、川口さんには、脳の機能を回復させるためのトレーニングと並行して、生活習慣病の治療も行ないました。今ではそのどちらも改善され、川口さんは体調良好で、仕事もよくできるようになっています。

ここまで、話をわかりやすくするために、身体的な健康問題については、なるべく触れずに解説してきました。実際に私の外来で診察・治療をする際には、ソフトウェアとしての脳の問題だけでなく、**ハードウェアとしての脳**（器質的に見て問題がないか）と体の問題も慎重に診ています。

病気があれば早く治療すべきなのは当然です。なぜなら、それが脳の機能低下に影響を与えている場合もあるからです。たとえば、高血圧の結果として脳へのエネルギー供給に変化が起こり、脳がうまく使えない状態になっていることも考えられます。

脳には、心臓から拍出される全血液の約一五パーセントが送られ、脳神経活動に必要な適切な量の酸素とブドウ糖が供給されています。この**血流供給に問題が起こると、さまざまな脳機能の低下が生じてきます**。

みなさんは、高血圧であれば、脳に多くの血液が送られるのではないかと思われるかも知れませんが、そうではありません。太さの著しく違う枝分かれした管に水を流すと、圧力の差のために、細いほうに水が行きにくくなります。

それと同じで、高血圧状態になると、脳組織での血液配分が満遍なく行なわれにくくなります。そしてそれが、慢性的になると、**脳の働きのバランスが崩れ、長く考えることが難しくなったりします**。

また、これは他の患者さんの例ですが、脳の活動状況を局所脳血流量で診る装置で検査をしたところ、血流量が落ちている領域があったため、さらにMR検査で詳しく診てみました。すると、その領域の血管が細くなっていることがわかったのです。

こういう場合、どちらが原因でどちらが結果なのか一概には言えません。

何らかの問題があって血管が細くなり、その結果として脳活動が鈍くなったのか、それとも、その脳領域を使う活動をあまりしてこなかったために、需要と供給の関係から、血液が送られにくくなり、血管が細くなってしまったのか。どちらとも考えられ、両方の可能性を視野に入れて治療することが症状の改善に大切だと考えました。

六〇歳になる前に「脳の画像検査」を受けよう

本書は、器質的には異常が認められないのに、機能が低下している脳のフリーズ状態——初期の段階に焦点を当て、その原因と対処法を検討していく本ですが、本章ではハードウェアとしての脳の問題を解説していきます。

方法6 定期的に「脳の健康診断」をする。

「脳がフリーズする」という現象は、偏った脳の使い方を続けた結果としてだけではなく、**器質的な障害の結果として起こることもある**ということです。

ですから、本書で解説している例に、自分とぴったり当てはまるものがあった場合でも、必ず一度は病院で脳の検査を受けて、ハードウェアとしての脳に問題がないのを確認しておくことが大切です。

できましたら**六〇歳前後になったら、一度は脳の画像検査を受けていただきたい**と思います。

口の達者な人が、急にしゃべらなくなったら……

前に、次のような患者さんがいました。

口が達者とご家族から思われていたおじいさんが、あるときから言葉に詰まるようになり、次第に口数が少なくなり、ついにはほとんどしゃべらなくなってしまったのです。

他に目に見えて変わった点はありません。

一見すると、本書で解説してきた、苦手になるとやらなくなり、やらなくなるとできなくなるというケースと似ていました。

しかし、結論から言えば、このおじいさんには、左の前頭葉、ちょうど言葉を話す機能を司っている領域のところに**脳腫瘍が見つかった**のです。

良性でゆっくり発育する腫瘍の場合、痛みは当初出現しないことがあります。

頭蓋骨の中にある脳は、わかりやすく言えば、料理に使うボウルの中で、水に浮かんでいる豆腐のような構造になっています。ですから、腫瘍があっても、豆腐の周囲のスペースに余裕があるうちは、症状が出ないのです。

特に高齢者の場合、若者に比べて脳自体がやせた状態になっています。そのため、腫瘍が小さいときには症状が出ず、何年もかかって腫瘍がかなり大きくなってしまうまで気づかないということが起こります。

脳というのは、体の変化には敏感に反応するのに、自らの内部で起こっている変化には不思議なほど鈍感であることがあります。

ですから、言葉に詰まるようになったとか、たびたび思考が停止するようになったとか、そういう**脳のフリーズ症状にも注目するようにしておくと、深刻な状態になる前に、異常を発見できる可能性が高くなる**と思います。

ちなみにこのおじいさんは、比較的早く発見できたことが功を奏し、手術は成功しました。その後リハビリを続け、現在では冗談も言えるくらいまで回復されています。

症状が加速度的に進行するときは要注意

悪い生活習慣の積み重ねで脳がフリーズするようになる場合と、病気などが原因となって脳がフリーズする場合の違いとは何でしょうか？

簡単には申し上げられませんが、一つはっきりしているのは、**症状が進行していくときは、脳の病気が原因である可能性が高い**です。

本書で解説しているような、いつの間にか「何か」をしなくなっている、その結果として脳の機能が低下していく場合には、何カ月、何年とかかって症状が進行していきます。

また、人間ですから、疲労や感情によっても症状は左右されます。

そういう波がなく、**加速度的に症状が進行していくとき**には、画像診断を受けられたほうがいいと思います（もちろん、そういう進行の仕方をしていなくても、画像診断を受けておけば安心です）。

「ハードウェアとしての脳」を考えてみよう

また、次のような理由で脳がフリーズする場合もあります。

小荷物配達業のドライバーをしている三〇代の男性が、仕事中に意識を失って倒れ、第三北品川病院に運ばれてきました。

この業界の方が運ばれてくるのは、多くの場合、過労と貧血です。

その患者さんも、CTで検査したところ、脳梗塞や脳出血などの異常は認められませんでした。

しかし、脳組織構造に左右差があり、意識を失った状況にも不自然さがあった（**気を失う前後の記憶がプツリと途切れまったくなくなっていた**）ので、精密検査と経過観察のため入院してもらいました。

脳波の結果、彼はてんかんと診断されました。

よく聞いてみると、その男性は、普段から忙しく、残業が何日も続くと、人の声がうまく聞き取れないように感じることがあったそうです。そうして、もっと忙しくなると気を失って倒れてしまいます。

本人はそれを貧血だと思っていて、実際に貧血気味でもあったのですが、それだけでは完全に記憶を失うということは起こりません。

ご実家に電話をして、お母さんにお話をうかがってみると、その男性は、子どもの頃に交通事故に遭い、側頭部を損傷したことがあることがわかりました。おそらくはそれが原因となって、てんかんになっていたのです。

てんかんというのは、簡単に言えば、**脳内で起こる漏電のような現象**です。漏電現象なので、問題のある神経回路に過剰な電流が流れない限り、症状は出ません。

脳内では、無数の神経細胞がネットワークを張り巡らせ、その回路を電気信号が駆け巡ることによって情報伝達が行なわれています。

てんかんの患者さんの場合、問題のある神経回路に過剰な電流が流れ、あたかも漏電してブレーカーが落ちるようなことが起こります。

また、今は薬がいいですから、重い状態であっても、発作を起こさないようにコントロールすることが可能です。

てんかんも早期発見が大切です。その男性は、同じ会社の事務職に移ることになりましたが、今も元気にお仕事を続けていらっしゃいます。

本章では、少し視点を変えて、ハードウェアとしての脳に問題がある場合を簡単に解説しました。

＼まとめ／

脳をフリーズさせない方法 ⑥

定期的に「脳の健康診断」をする。

言葉に詰まったり、思考が長く続けられなくなったりする原因が、本書でこれまで解説してきたような生活習慣だけにあるとは限りません。

たとえ痛みなどの自覚症状がなかったとしても、じつは**脳の病気が進行している可能性**もあります。その影響で、脳の働きのバランスが悪くなり、言葉に詰まったり、思考が長く続けられなくなってしまうフリーズ現象が現れることもあるのです。

ですから、最近、言葉に詰まることがある、思考が停止したようになることがある、といった症状が気になるときは、**「脳の画像検査」**をして、ハードウェアとしての脳に問題はないか、調べておくことをおすすめします。

脳の病気を早期に発見できるだけでなく、問題のある機能を発見することにもつながります。脳、体の健康を正常に保つことも、脳をフリーズさせない秘訣です。

脳をフリーズさせない方法⑦

家事で「脳の基本回転数」を上げる。

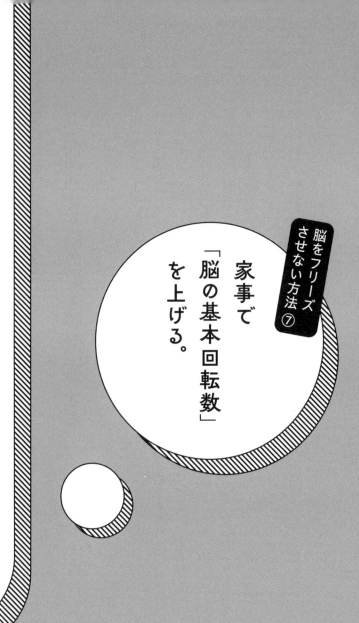

7章

「前より仕事ができなくなった」を解決！

「前はできたのに、最近はさっぱり……」、なぜ？

脳機能低下の治療というのは、一般的な外科や内科の治療に比べると、何をやっているのか理解されにくいところがあります。

必要があって投薬する場合はありますが、基本的に薬だけで解決できる問題ではありません。私のところに通って、脳機能回復のためのトレーニングをしてもらいますが、それだけで完全に治るわけではありません。

脳機能低下の症状というのは、長い期間をかけたよくない生活習慣の膨大な積み重ねの結果です。そのため、低下してしまった脳の機能を回復させるのは、一朝一夕にはできません。**よくない生活習慣の期間と同じくらいの時間をかける**つもりで、じっくりと向き合っていく必要があります。

その中で私にできることは、患者さんに「何ができなくなっているのか」をはっきりと自覚してもらい、**自分で治していく心構え**を持ってもらうこと。そのうえで、生活をどう改善すればいいか、どんなトレーニングを続けていけばいいかを話し合い、自律的に実行してもらえるように仕向けることです。

この動機づけ、方向づけがうまくいくと、比較的短い期間でも、患者さんは目に見えてよくなっていかれます。

ところが、この「何ができなくなっているのか」ということが明確なケースばかりではありません。たとえば、

「前より仕事ができなくなった」「クリエイティブな才能がなくなった」

という大局的な問題を繰り返し訴えてこられるケースもあります。

「もの忘れがひどくなった」とか「人の話が聞き取れなくなった」とかいう症状の訴えであれば、私も「こういう脳機能が低下しているのだろうな」とわかりやすいのですが、ご本人にはそのような自覚はありません。

「前より仕事ができなくなった」「クリエイティブな才能がなくなった」ということが、とにかくご本人にとっては切実な問題なのです。

こういう患者さんと向き合っていくときの難しさは、私が彼らの立っていた場所に立てないということにあります。

本書でこれまでに書いてきたのは、基本的に誰もが当たり前にできることができなくなっているケースの解説です。そういう人たちの症状であれば、自分の脳を顧みて言えることがたくさんあります。

ところが、

「長い文章がスラスラ書けていたのに書けなくなった」

と言われても、私には前の状態が実感としてわかりません。また、

「以前は、ヒット商品につながるアイデアがどんどん湧いていたのに、この頃はさっぱり浮かばなくなった。私の脳はどうなってしまったんでしょうか？」

と聞かれても、私には今の状態のほうがむしろ共感できるくらいで、「こうすれば元に戻りますよ」などと気軽には言えないのです。

まずは、「脳を取り巻く環境」を見直してみよう

しかし、こういうケースでも、原則に立ち返って考えてみると、人が脳の機能不全に陥っていくときの典型的なパターンが見られます。

変化は外部から始まっている——。つまり、**脳を取り巻く環境が、仕事ができていた頃とは著しく異なっている**のです。

たとえば、いわゆるもの書きの人が文章を書けなくなっている場合、お話をうかがってみると、**生活があまりにも単純化**されていることがあります。

一つのお仕事に専念しようとするあまり、それ以外のことをする機会を極端になくし、ほとんど一日中パソコンや原稿用紙に向かっている。さまざまな脳機能を、バランスよく使う機会を、自らなくしてしまっているわけです。

また、会社に勤めながらクリエイターと呼ばれるようなお仕事をされている方の場

合、会社がそういう環境を用意してしまっている場合があります。

若い頃には、それこそ雑用でも何でもやって、その余った時間で必死にアイデアを考えていたでしょう。

ところが能力を認められてくると、専用のスペースが用意され、雑用は何もしなくていいから、アイデアを出すことに専念してくれと言われる。

これも**脳の基礎的なトレーニングをなくしてしまう環境**で、そこに閉じこもって高度なことだけをやれと言われても、それは難しいでしょう。

クリエイティブな能力とは「脳の総合力」

クリエイティブな能力というのは、言ってみれば、**さまざまな脳機能の総合力**です。

前頭葉の選択・判断・系列化する力や記憶を引き出してくる力、話す力、聞き取る力……。そういう個々の脳機能が一定以上のレベルに鍛えられ、バランスよく使うことができるようになったときに、はじめてクリエイティブな才能を発揮できる、そういうものだと思います。

極端なことを言えば、最初からクリエイティブな人などいないのかも知れません。その人の**環境が、その人にさまざまな訓練をさせ、仕事ができる脳の状態をつくっています**。

以前には自然と鍛えられていた脳機能が低下して、その総合力であるクリエイティブな能力も下がってしまう。最近、仕事ができなくなったと感じている人は、そういう環境の変化はないでしょうか？

ケース7

文章が思い浮かばなくなり、偏執《へんしゅう》的に見直しを繰り返すフリーライター

田中実さん（仮名、四七歳）。編集制作会社を経て5年前に独立。当初は「何でも屋」的に仕事をこなしていた。文章を書くのが得意で、独立から3年ほどの間に著書を上梓《じょうし》。また、構成などを手がけた本がベストセラーになる。小さな仕事が煩

わしくなり、売れそうな本を一冊丸ごと執筆する仕事に絞っていった。

数カ月に一回しか締め切りがなくなり、これで大きな仕事に専念できると思っていたが、次第に文章が思い浮かびにくくなり、思考がすぐに途切れてしまうようになった。深夜になると一気に書けることがあり、夜型の生活に切り替えたが、長続きしなかった。友人から食事に誘われても集中が途切れると思って断るようになり、仕事しかしなくなった。

最近は文章をほとんど書き進められなくなり、前に書いた部分の見直しを繰り返すようになった。


本項の冒頭にほとんど結論を書いていますが、田中さんの才能をつくっていたのは、おそらく**「何でも屋」**だったということです。

これはスポーツにたとえて考えてみるとわかりやすいと思いますが、たとえば陸上競技の走る競技では、走り込むことだけをしているのではありません。フォームを改善したり技術面を強化したり、そのための筋力・体力面を鍛えたりして、さまざまな訓練を積み重ねて、はじめて大会で総合的な力を発揮できるのです。

脳も同じで、クリエイティブな仕事を大会だとすると、それだけやっていればいいというわけにはいきません。

田中さんの場合も、仕事ができていた頃には、何でも屋として、軽い仕事も面倒な仕事もやり、細かいスケジュール管理も自分でやり、**そういうさまざまなことが訓練になって、はじめてクリエイティブな仕事ができていたはず**です。

現在のような脳の機能不全に陥ったのは、そういう訓練の機会をなくしてしまっていることが、一番大きいと思います。

「雑多なこと」をするから「創造力」を発揮できる

田中さんは、フリーライターという少し特殊な仕事をされていますが、これはすべての職業について言えることです。

「効率的に効率的に」と考えていくと、究極的にはそのことだけをやっていればいいというふうになっていきますが、脳にはよい環境とは言えません。

本人が**まったくムダなように感じている日々の雑多な活動**の中には、じつは本書で解説してきたような**さまざまな脳機能を訓練する機会**が含まれていて、それをなくしてしまったら、高度な能力も消えてしまうのかも知れないのです。

環境を変えるときには、このように考えることが必要です。

若い頃には誰でも、雑多なことが仕事に含まれていたのですが、偉くなってくると自分の仕事と部下に任せる仕事を分けられる場面が増えてきます。

それで雑多な作業を省いていくと、仕事や生活がどんどんシンプルになっていきます。そうしたほうが、効率よく才能を発揮できそうな気がしますが、そうとは限りません。

「忙しかったのにできていた」のは若さがあったからできていたのではなく、本当は「雑多なことをしていたからできていた」のかも知れないのです。

「企画を考えるのが苦手な人」の生活とは？

仕事や生活が単純化されてくると、アイデアの材料を得る機会も減ってしまいます。

別のケースですが、私が治療していた患者さんに、与えられた事務的な仕事ならよくできるのに、**企画をつくるような仕事がまったくできない**という三〇代の女性がいました。

資料に出ている以外の発想を生み出すことができないので、どうしても企画書が資料の丸写しかさまざまな資料のパッチワークのようになってしまいます。

ご本人は一生懸命やっているのですが、必死になるほど丸写しになってしまう。それでとうとう会社を辞めることになってしまいました。

彼女の脳機能を検査してみても、特に問題になると思われる要素はありません。

次に普段の生活についていくつか質問してみました。

「会社が終わった後は、どうしていますか？」

「まっすぐ家に帰ります」

「趣味はなんですか？」

「特別趣味はありません」

「休日、出かけたりはしないんですか？」

「ほとんどしません」


規則的な生活は、心身を健やかに維持するための基本ですが、**彼女の生活はあまりにシンプル**です。脳は環境に依存してその機能が変化していきます。彼女のシンプルな生活では脳を取り巻く環境に変化は生まれません。

アイデアというのは、情報の組み合わせです。それをうまく組み合わせるには、前頭葉の選択・判断・系列化の機能が必要ですが、それ以前に、自分が普段どんな情報と接しているかということも重要になってきます。

アイデアは「情報の組み合わせ」から生まれる

現代のような情報化社会では、椅子に座っていて得られる情報は、誰でも入手できるものだと思います。そして、それを組み合わせることも、ある程度の能力があれば誰にでもできます。

しかし、個々人が自ら動いて接している情報というのは、その人にしか得られないものです。それをベースとなる情報と組み合わせるから、他の人には思いつかない変化が生まれるのです。

極端なことを言えば、アイデアを出すときに重要なのは、**情報をいかに多く集めているか**ということではないでしょうか。

誰もが注目するような情報ではなく、本業からすると**一見無価値に見える情報**をたくさん集めておいて、アイデアを求められたときに**パッと組み合わせてみせる。**

発想の豊かな人は、そういうことをやっているのだと思います。

田中さんも、何でも屋だった頃には、本人にも**予測不可能な情報との出会い**がたくさんあり、それを自然に吸収して、臨機応変に組み合わせていたはずです。

書く内容だけでなく、書き方や雰囲気のつくり方などにしても、多くの人と話したり、さまざまな資料を読んだりする中で、いつの間にか蓄積されているものがあったと思います。

それをなくしてしまったから、以前のように、文章を書くことができなくなったのかも知れません。

脳の特性上、「仕事は忙しい人に頼め」は正しい

あともう一つ考えられるのは、何でも屋だった頃までの田中さんは、社会の歯車として回転していたことです。そこからはずれてしまったことが大きいのではないかと

いうことです。

脳には**「基本回転数」**とでも呼ぶべきものがあります。

単純に「頭の回転の速さ」と解釈していただいてもかまいませんが、この基本回転数を決めているのは、基本的に**本人の意志ではなく環境**です。環境に忙しさがないと、基本回転数は上がらないと私は考えています。

たとえば、社員全員が猛烈な勢いで働いている会社があります。そういう会社の社員を一人引き抜いて、みんながのんびり仕事をしているような会社で働かせたら、基本回転数が落ちて、前職のときと同じようには働けなくなるはずです。

逆に、それまでのんびり仕事をしていた人が、全員が猛烈に働いている会社に入って仕事をすると、**最初は無理だと思っていても、そのうちに回転数が上がって、同僚たちと同じように働けるようになります。**

これは必ずあることで、クリエイティブな仕事をされている方も例外ではないでしょう。

「仕事は忙しい人に頼め」と言いますが、これはまったくその通りです。

どんなに時間があっても、毎日ボーっと過ごしている人に、急いでやらなければいけない仕事を頼んだら、時間ばかりかかってしまいます。

その人は脳の基本回転数が下がっているので、急に忙しくしろ、基本回転数を上げろと言われても対応できないのです。

脳に力を発揮させるには、止まっていてはダメで、環境の中に忙しさがあり、それに合わせて、ある程度忙しく動き続けていなければいけません。

仕事がよくできて独立していくような人たちは、自分が環境の忙しさによって回転させられていた歯車であったことを忘れ、一人でも同じように回転できると過信している場合があります。

田中さんのケースで言えば、「数カ月に一回しか締め切りがない」という状況をつくってしまいがちです。そうすると、基本回転数がどんどん落ちて、仕事ができなくなってしまうのです。

それを「才能が枯れた」かのように感じている場合が多いように、私には思えます。

大きく育った木は、それなりの地面を持つ

本書の「はじめに」に、「脳は環境によってつくられている」と書いたのは、つまりそういうことです。

環境が脳にいつの間にかさまざまな訓練をさせているし、発想の材料も蓄積させています。さらには**脳の基本回転数も環境が決めている**のです。

その環境を離れたら、持って生まれたもののように思っているクリエイティブな能力なども発揮できなくなるかも知れません。

最初に申し上げた通り、田中さんのような症状を「こうすれば治りますよ」と簡単には言えません。

しかし、高次脳機能不全が治っていくときの原則と照らし合わせて言えることはあ

ります。

田中さんには、本章でしてきた解説に加えて、次のようなことをお伝えしました。

「田中さんはクリエイティブな能力を失ったわけでも、才能が枯れたわけでもないですよ。一度そういうネットワークが脳の中に築き上げられたら、病気やケガで損傷しない限り、そう簡単に完全になくなってしまうということはありません。

田中さんが失ったのは**能力を発揮できる環境**じゃないですか？

木にたとえて言えば、大きく育った木は、必ずそれなりの地面を持っていたはずなんです。ところが、大きくなった木は地面なしでも立っていられると思ってしまう。

その環境を取り戻すことから始められてはいかがでしょうか？」

それから、夜型の生活を続けているなら、ちゃんと朝起きる生活に戻すことも大切です。「深夜になると一気に書けることがある」というのは、夜になると神経伝達物質のバランスが変わり、感情系が優位になりやすく、行動にブレーキがかかりにくくなっているからです。

一時的にはそれでうまくいくこともあるかも知れません。

方法⑦ 家事で「脳の基本回転数」を上げる。

しかし、夜に書いたラブレターを朝見てびっくりすることがあるように、深夜の自分というのは、自分ではないようなところがあります。それを意志的・計画的に進めるべき仕事に利用することは、やめたほうがいいでしょう。

クリエイティブな能力がどうこうという以前に、心身のバランスとして絶対におかしくなっていきます。

「仕事ができなくなった」「クリエイティブな才能がなくなった」と感じている人が、元の状態に戻っていくまでの過程はもどかしいものでしょう。

自分の脳なので、考え方一つで元に戻せそうな気がしますが、そうはいきません。

野球にたとえて言えば、「こうやって投げればいい」ということはわかっているのに、いろいろな筋力が衰えているために思うように投げられない状態です。

それと似た状態になっているはずですから、**時間をかけて訓練しなおすしかありません。**

そのためには、まずそういう状態になっていることを自覚し、自分でなおしていく心構えを持つことが大切です。

そうしないと、どうしていいのかわからなくなり、迷走を続けてしまいます。

逆に言えば、その**心構えと方向性さえしっかり持っていれば、たいていの人はよくなっていく**ものだということを、私は多くの患者さんを診てきて感じています。

細部にこだわると「全体が見えなくなる」

田中さんもそういう自覚を持ち、環境を取り戻していったことで、少しずつクリエイティブな能力を回復させていきました。

それで今のところうまくいっていますが、長い目で見たときに、もう一点だけ注意しておいていただきたいことがあるとお伝えしてあります。

それは「前に書いた部分の見直しを繰り返すようになった」という点です。

前頭葉の選択・判断・系列化の機能が低下すると、長い話を組み立てることが苦手になり、全体が見えなくなってきます。その代償として、偏執的に細部にこだわるようになることがあります。その意味で「文章が思い浮かびにくくなり、しかも、思考がすぐに途切れてしまうようになった」ときに、見直しを繰り返すようになったというのは理解できる話です。

また、細部にこだわるあまり、生産的な判断ができなくなっていく場合もあります。これは脳の機能低下というより、脳の使い方の問題で、一〇の要素を組み立てる能力があるのに、**一を〇・一に割るような方向で使ってしまう**のです。

そうなりやすい人は、基本回転数が上がるほど、一を〇・一に割り、〇・一を〇・〇一に割るというようなことをしてしまい、膨大な問題を抱えてしまうことがあります。そうしてクリエイティブな仕事どころではなくなっていきます。

そういうケースについても少し解説しておきます。

ケース 8

上司になった途端、考える力が衰え、仕事ができなくなった元「優秀な部下」

大平智之さん（仮名、三三歳）。金融業界から飲食チェーンを展開するベンチャー企業に転身。店舗開発の計画から実行までを手がける事業開発部に所属し、会社の急成長を支えた。四〇代の部長は、いい上司で、「事業開発部を事実上動かしているのは彼だ」と陰で評価していてくれた。

業績を認められ、三〇歳の若さで部長に抜擢され、一〇人の部下も持った。誰もが納得する人事で、本人も張り切っていたが、次第に仕事ができなくなっていった。

計画のネガティブな材料が気になり、修正を繰り返すが、いつまでも満足できない。計画書の体裁が必要以上に気になるなど、ムダなことに時間をとられるようになった。忙しくなるほど判断力が働かなくなり、もの忘れを指摘されることも増えていった。処理しなければならない仕事が大量にたまり、毎日深夜まで残業するようになった。

立場が上がったら「大まかさ」も必要

細かなことが気になり限りなく仕事を増やすと、脳は働きの限界を迎え、疲労は次第に蓄積していくことになります。

文章を書いたり、アイデアを出したりするだけでなく、事業計画を立てたり、それを推進する手だてを考えたりするのも、当然クリエイティブな仕事だと言えます。

大平さんは、その能力が高く、部下だった頃には、事業も急速に拡大していました。会社でもベンチャー企業の推進力を担っていると認められるほどの存在でした。

ところが、**上司になった途端、ほとんど仕事が前に進められなくなってしまった。**計画の些細な点ばかりが気になり、全体的な判断ができない。自分の満足できないことには、納得できるまでこだわり続けてしまう……。

大平さんに限らず、こういうケースはよくあるのではないでしょうか。

上司になって、より大きな仕事を動かさなければならなくなると、部下の頃に一〇と考えていた仕事を一と考え、一〇〇の仕事をするくらいの大まかさが求められます。

仕事は、効率、速度、そして**全体を的確に捉える器量**が求められるのです。

ところが、上の立場になっても、一を一と考える細かさのまま一〇〇の仕事をしたり、逆に一を〇・一に割るような方向に進んでしまう場合があります。

そうすると、脳は限界を超える処理を迫られるため、疲労が蓄積し、オーバーヒートを起こして、ついには止まってしまうことになるのです。

このように、クリエイティブな能力を発揮できなくなるときの一つのパターンは、**大まかさを失ってしまう**ときです。

「もういいよ」と言ってくれる上司の有難さ

実際に、大平さんのような人が「自分の脳はどうかしてしまったんじゃないか」と考え、私の外来を訪ねてくることがあります。

しかし、大抵の場合、問題になるほど脳の機能が低下しているわけではありません。

大平さんの場合も、なぜ上司になった途端にお仕事ができなくなったのか、なぜ部下だった頃には会社の成長を支えるほど力を発揮できていたのかということをよく考え直したほうが、問題の解決に近づけると思います。

ポイントになるのは、四〇代の上司の**「もういいよ」という言葉の意図を理解する**ことではないでしょうか。

どの仕事でも、特に重要なのは上司の存在です。指揮権を持つ上司がうまくコントロールしてくれたら、部下は効率よく回転する歯車でいられます。

部下を動かすというのは「もっとやれ」と言うことばかりではありません。

部下のことをうまく制御してあげることも大切です。

大平さんは良い上司に巡り合っていました。

「もういいよ。あとは私がやっておくから、君は次の仕事をやってくれ」

こう言って、仕事をしやすい雰囲気をつくるのが上手な上司だったのです。

環境に合わせて、脳の使い方を変えていこう

大平さんのような人に必要なのは、思考パターンを改めていくことです。

自分が細かすぎる世界に入っていこうとしているとき、

「もういいよ。あとは部下に頼もう」

と言ってくれる**上司を自分の脳の中に持つ**ことです。

そして、前の上司のときはなぜ業績が好調だったのかを考えるのです。

この新しい思考パターンを脳に組み込んでいけるといいと思います。

しかし、それを実現するのには、部下の教育も含め大変な時間がかかるはずですから、当面は、

1、脳機能が低下しないように疲労の蓄積を防ぐ。

2、仕事の大まかな方向性が問題ないかを意識する。
3、部下が活躍しやすいような環境を意識する。

これらのことを心がけるといいでしょう。

自分の立場を冷静に分析し、新しい思考パターンに脳を組み変えていけば、上司としてもクリエイティブな仕事ができるようになっていくと思います。

誰でも立場が上がってくると、部下の教育も含めて、より大きな仕事を任されるようになるため、自分の環境を適切に維持することが難しくなってきます。

そのときに**脳の使い方を改めていけるかどうか**。環境の変化が脳に与える影響を分析し、うまくバランスを取っていけるか――。

クリエイティブな能力を維持し続けるには、こういうことが必要となってきます。

＼まとめ／

脳をフリーズさせない方法⑦

家事で「脳の基本回転数」を上げる。

「前より仕事ができなくなった」「クリエイティブな才能がなくなった」という人たちの話をうかがうと、脳を取り巻く環境が、以前とは著しく異なり、生活があまりにも単純化されているという共通点が浮かび上がってきます。

これを改善するためには、「仕事ができていた」「クリエイティブな才能が発揮できていた」頃の生活に戻ること、つまり環境を元に戻すことが有効です。

これは、彼らの**「脳の基本回転数」を元に戻す**ことを意味します。

脳の基本回転数は、日常的な雑多な仕事を面倒くさがらずに片づけることで維持されます。人のやりたがらないような雑用でも、コツコツとこなしていた人は、脳機能・前頭葉が鍛えられ、主体的に行動できる人となっていきます。これは、以前の彼らの姿です。

とはいえ、すでに上司として複数の部下を指導する立場になっていたり、会社から独立して個人で仕事をする立場になっている人が、環境を元に戻すといっても、なかなか大変なことです。そこでおすすめしたい方法が、**「家事や雑事を積極的にする」**ということです。

家庭内での事柄でも脳を鍛えることはできます。

脳の基本回転数を上げるためには**「時間の制約」が必要**です。この意味で、家庭内の家事や雑事は日々着実に経験できる有効な対策となります。

特におすすめなのは「料理」です。肉、魚、野菜などの素材を選んだら、洗う、皮をむく、切る、焼く、煮る……。こうした手順を、限られたスペースを有効に使いながら、手際よくこなさなければなりません。何品かつくるとしたら、並行して要領よく準備を進める必要があります。

つまり、料理はさまざまな脳機能をバランスよく使ううえで、効果的なトレーニングになるのです。

ぜひ、積極的に家事や雑事をしてみてください。それだけで、脳がフリーズすることを防ぐ効果があります。

脳をフリーズさせない方法⑧

「いい睡眠」で脳の疲れを取る。

8章

「すぐに感情的になる」を解決！

「感情」は「意志の力」では止められない

脳のフリーズを引き起こす要因の一つとして、感情の問題があります。

人間は**強い感情的な刺激を受けると、当たり前にできるはずのことが、できなくなってしまう**ことがあるのです。

これは感情系に脳のエネルギーが集中して、思考系のエネルギーが落ちるからです。また、感情が行動に影響するのを抑えるためにもエネルギーを割かなければならないことも関係します。結婚式のスピーチなどで**極度の緊張にさらされたとき、頭の中が真っ白になってしまう**のもこのためです。

感情系は、大脳辺縁系（扁桃体や帯状回など）を中枢とする脳のより原始的な機能です。感情系が興奮することを**意志の力で止めることはできません**。

わかりやすく言えば、私たちは脳の中に意志とは無関係に動いてしまう動物を飼っているようなところがあります。その動物が、刺激を受けて暴れたり、逃げ出したりしようとするイメージです。

それを表に出さないよう抑えておく機能は前頭葉にあります。前頭葉の力が高ければ、感情が高ぶっても、行動に影響させずにいられます。逆に前頭葉の力が低いと、感情に動かされやすくなってしまいます。

ケース9

感情に支配され、頭の中が真っ白になる、元「冷静なキャリアウーマン」

松山ひろ子さん（仮名、四六歳）。フリーの編集者。ディレクター的な立場で仕事をしている。三〇代で離婚し、一人で子どもを育ててきた。今は子どもの受験で頭がいっぱいになっている。昔からキレ者で仕事はできる。今もできるが、思い通りにならないことも増えている。

「デジタル化で自分のやり方が通用しなくなりつつある」と感じ、不安になっている。最近すぐ感情の堰《せき》が切れるようになった。昔のことを思い出して怒ってしまうこともある。夜、魔が差したように感情的なメールを送ってしまい、翌朝後悔することがたびたびある。大事な取材や打ち合わせの席で不意に頭の中が真っ白になり、焦ることが多くなった。初対面の人ばかりに囲まれているのが怖くなり、知人に同席してもらうようになった。

松山さんのケースで明らかなのは、**何らかの理由で感情系を抑えておく前頭葉が働かなくなってしまった**ということです。

松山さんは、仕事では全体を統括する役割を任されています。ディレクターには、現場にいた頃とは違う大まかさが求められてきます。下の立場でキレ者に見えていた人が、上の立場に向いているとは限りません。

おそらく編集という作業では重宝される、細かいところまでよく気がつく能力が、大筋を見なければならないとき、邪魔になることがあると思います。そうすると、どうしても思い通りにならない部分が増えてきます。真面目な人ほど、それが強い感情系の刺激になってしまいます。

方法⑧ 「いい睡眠」で脳の疲れを取る。

松山さんには、日常的に多忙な環境にさらされている一方で、長期的には「デジタル化で自分のやり方が通用しなくなりつつある」という不安があります。

現代のような変化の激しい時代には、こういう不安が起こりやすくなります。何年もかけて培ってきた技術が、便利な道具の登場であっという間に無意味になってしまうからです。

それでも何らかのアドバンテージは残るものですが、旧来のやり方で高い評価を受けていた人ほど、**新しいやり方に移行するのは心理的な抵抗が大きい**という面もあります。道具の使い方から覚えて、若い人たちの後を追いかけなければならないことが焦りとなり落ち着きを失ってしまうのです。

一人で悶々と考えて、不安を増幅させてしまうこともあるでしょう。

行動にブレーキがかかりにくくなっている夜に、うっかり冷静さを欠いたメールを送ってしまえば、翌朝後悔し、それがまた自分を追い詰めることになります。

そうやって刺激され続けている感情系を抱えているので、不満をぶつけられる相手の前では、思わず感情的になってしまいますし、**感情的になってはいけない相手の前ではフリーズしてしまう**のです。

脳の問題は「一日の生活バランス」で考える

感情的になるということを、その場で受けた刺激だけで考えることはできません。

脳は何か気になる問題があるときに、それを**簡単に忘れて別の作業に集中することはできません**。日常的に多くの仕事や不安を抱えている人は、どうしても感情の堰が切れやすくなります。

松山さんの場合も、冷静なキャリアウーマンだったという以前と比べて、もしかすると前頭葉の力は上がっているのかも知れません。

しかし、増加した刺激に対応できるほど時間的にも体力的にも余力がないので、あるときからバランスが崩れてしまったと考えられます。

その状態を改善するのにも、仕事と生活のバランスをどう整えるかということを考える必要があります。

松山さんのような人に必要なのは、まず脳機能が正常に働けるように、生活のバランスを考えること。具体的に言えば、**自分の体をもっと癒すこと、何らかの運動習慣を加えることが大切**です。

動物を飼ったり、植物を育てたり、ご自分なりの癒しのものを家の中に置くことによって、本人だけでなく、子どもの感情系も安定してくるかも知れません。

また、週一、二回、二〇分前後の早歩きの散歩、できればジョギングをしてみることも有効です。この習慣は、前頭葉の持つ思考系機能、身体の運動性機能を高めることに役立ちます。

「脳の疲労は、睡眠でしか取れません」

でも一番大切なのは、やはり適切な睡眠時間を確保することだと思います。

脳の疲労は、睡眠でしか取れないからです。

生活リズムを規則正しくして、できるだけ夜間に仕事を持ち込まないようにすることが大切です。

誰にとっても、一日は二四時間です。この中で、仕事をしたり、家事をしたり、人づき合いをしたり……といろいろなことをしなければなりません。

でも、どんなに忙しかったとしても、睡眠時間だけは確保するように心がけたいものです。睡眠は、脳の疲労を取り除くだけでなく、脳の機能を最大限に引き出すためにも重要だからです。

脳は、**寝ているときに休息し、情報を整理し、記憶を定着させていく**のです。

ここで、脳と睡眠のメカニズムについて簡単に解説しておきましょう。

睡眠は大きく分けて「**レム睡眠**」と「**ノンレム睡眠**」の二種類があります。

レム（REM）という言葉は、Rapid Eye Movement（急速眼球運動）の略です。

睡眠前半は深いノンレム睡眠が表れ、意識水準を下げて体温・血圧・脈拍・呼吸数を低下させ、全身を「休息モード」にします。ここで酷使した大脳皮質を集中的に冷却し、休養を取らせます。

方法8 「いい睡眠」で脳の疲れを取る。

睡眠後半には、浅いノンレム睡眠とレム睡眠が交互に出現し、思考の整理や記憶の定着が行なわれています。

睡眠には、成長ホルモン、メラトニン、コルチゾール（副腎皮質ホルモン）の三種類のホルモンが大きく関係します。

成長ホルモンは、入眠直後のノンレム睡眠時に集中して分泌されます。成長期の子どもは体の成長に、成人は組織を修復する役割、つまり疲労を回復させます。

メラトニンは、起床後一四〜一六時間後に分泌され、眠りを促します。暗さに反応して分泌されるため、就寝前に明るすぎる場所に長時間いたり、明るいスマホ画面を見てしまうと、分泌は抑制されてしまいます。

コルチゾールは、副腎から分泌されるホルモンです。代謝の促進をし、覚醒に備えて体温や血糖値を引き上げ、体内環境を整える働きがあると考えられています。

睡眠のために、体内でこれだけのホルモンが活動しているのです。

では、睡眠と時間の関係についてはどうでしょうか？

睡眠には、人の体に備わる「二つの時計」が大きく関わっています。

一つは、**「体内時計」**です。

朝の光が入ると「新しい一日が始まる」と脳が感じ、時計がリセットされます。その一四～一六時間後に、メラトニンが出始めて「そろそろ寝なさい」と体に命令するようになっています。

もう一つは、**「砂時計」**です。

砂が私たちのエネルギーだと想像してください。朝、起きたときのエネルギーは、すべて砂時計の上にセットされています。そこから、体を動かすことでエネルギーを使い、疲労物質となって下に落ち、溜まっていきます。

一日の疲労物質が溜まったところで寝ると、砂時計はひっくり返され、翌朝に戻るわけです。徹夜をしたときに疲れが溜まったままなのは、この砂時計がひっくり返っていないからです。

徹夜をしても、朝に目が覚めた感じがしますが、これは体内時計が朝の光によってリセットされたからで、実際には疲労物質が溜まったままです。ですから昼間、気力が尽きて、爆睡してしまうことになるのです。

「明日は五時起きしなければならない、今日は二時間早く寝よう」と思っても、すんなり眠れなかった経験は、誰でもお持ちだと思います。

朝起きてから一四時間経たないとメラトニンは出ませんので、いつものリズムを崩して、早めに寝ようとしても、うまく寝つけないわけです。

たとえ、**翌日早起きする必要があったとしても、いつもの時間に眠ること**。

早起きは辛いですが、結局いつもの時間に眠ることが、効率のいい眠り方なのです。

「脳をフリーズさせない眠り方」八つのコツ

フリーズしない「**冴えた脳**」**をつくるためには**、「**いい睡眠**」**が不可欠**です。

そこで、睡眠の質を高めるために、ぜひ実践して欲しい八つのコツを紹介します。

1、睡眠時間にはこだわらない。

ちょうどいい睡眠時間は人それぞれで、年齢やエネルギー消費量などによって異なります。一般に、歳を取ると睡眠時間は短くなりますし、季節によっても睡眠時間は変化しますので、**時間の長さにはあまりこだわらなくて結構**です。

それでも、六時間は眠ることを心がけてください。

2、寝る前のカフェイン摂取、喫煙は避ける。

寝る前四時間のカフェイン摂取や、寝る数時間前の喫煙は避けましょう。

カフェインはせっかくの眠気をブロックし、喫煙は覚醒を促してしまいます。

3、毎日同じ時間に起きる。

毎日同じ時刻に起きることも大切です。体内時計に従った規則正しい起床が、早い就寝につながります。休日に遅くまで寝ていると、休日明けの朝が辛くなります。起床時刻のズレは、二時間以内にとどめるのがいいでしょう。

4、夜は過度に明るい場所は避ける。

夜中に明るい照明の中で過ごすと、体内時計の働きが乱れてメラトニンの分泌が抑えられ、睡眠覚醒リズムの乱れにつながります。寝る前のリラックスする時間になったら、照度は三〇ルクス以下の暖色系の光で過ごすと、入眠がスムーズになります。

5、毎日同じ時間に朝食を摂る。運動習慣を持つ。

毎日、同じ時間に朝食を摂るようにすると、朝食時間の一時間ほど前から消化器系の活動が活発になり、朝の目覚めを促進することがわかっています。

また、**運動習慣がある人は、不眠になりにくい**という報告があります。

6、一五時までに三〇分程度の昼寝をする。

昼寝は脳をリセットするのに有効ですが、時間帯は一五時までに三〇分程度にしましょう。三〇分程度であれば、夜間の睡眠に悪い影響を与えることもありません。むしろ、日中の眠気を解消し、午後の活動時間を効率的に過ごせることが報告されています。

ただ、昼寝はあくまでも夜間睡眠で補えないときの対処法です。基本は夜間に十分な睡眠を取ることを心がけてください。

7、眠りが浅いときも、積極的に早起きをする。

眠りが浅くて、睡眠充足感が低い朝は、もう少しゴロゴロしていたいと思いがちですが、いつもと同じ時間に起きましょう。体内時計がリセットされ、夜の睡眠の質がよくなります。

8、寝酒は避ける。

「寝酒」は睡眠にとって逆効果です。

寝酒をすると寝つきはよくなりますが、後半は眠りが浅くなって睡眠時間が短くなるのです。これは、アルコールがアセトアルデヒドという覚醒物質に分解されるためで、入眠してから三~四時間後には目が覚めてしまいます。

また、お酒はレム睡眠を抑制する作用があるため、その反動で朝方に嫌な夢を見ることがあります。

これら八つを実践すると、規則正しい生活を送れるようになります。

起床、朝食、運動、昼寝、就寝の時間が決まり、そこから逆算して、自ずと入浴や夕食の時間も固定されていきます。

仕事で活躍する人や一流のアスリートはみな、規則正しい生活を送っています。

フリーズしない冴えた脳を維持するには、**規則正しい生活が一番**なのです。

「脳の負担を減らす」ことも大切

規則正しい生活を送り、質の高い睡眠を取る——。

これが、脳の働きを正常にし、正しい判断や記憶の蓄積を促すコツです。

そのうえで、**「脳の負担を減らす」**ことを心がければ、さらにフリーズしない、冴えた脳への近道ができます。

極端な例ですが、アップル創始者のスティーブ・ジョブズは毎日同じデザインの服を着ていましたよね。私の大学にいた同僚の研究者も、毎日白いシャツと黒いズボンでした。

彼らも、ルーティン化して脳の負担を減らしているのだと思います。

新しい取り組みに集中したいときは、不要になった情報を消して脳に余白をつくることが大切なのです。


仕事のことを考えすぎて、頭の中がいっぱいになってしまった場合。

頭の中は、さまざまな考え方が織り交ざって雑念が入り、ごちゃごちゃになった状態です。


集中力を高めるには、マルチタスクにしないことがポイントです。

マルチタスクとは、複数のことを同時進行でこなすことです。たくさんの情報や業務を処理しなければならないので、脳の効率を落としてしまいます。

「あれもやりながらこれもやる」なんて続けたら、いずれパンクしますよね。

そうではなく、集中力を高め、脳のパフォーマンスを高めるには、一個ずつものごとをこなす「シングルタスク」に移行するのがよいでしょう。

ときに「マルチタスクの人は賢い」と賞賛されますが、賢いからではなく、上司からすると「便利な人」だから賞賛されるだけです。

そして、脳の整理に最も効果的なのは、やはり「睡眠」です。

ただ、そうはいっても、仕事中に睡眠を取ることは難しいでしょう。

そんなときに**おすすめなのは、「散歩」**です。一旦考えるのを止めて、外をゆっくり歩いてみてください。

何も考えずにただ歩いていると、自然と雑念が消えていき、脳がリセットされていきます。頭には必要な情報だけが残るので、自ずと、集中したいことだけ考えることができます。

できれば、人通りがない静かな道、つまり**視覚や聴覚などから余計な情報が入ってこない道を選ぶとなおいい**でしょう。

基本的に脳は忘れるようにできています。余分な情報は溜めないつくりとなっているのです。だから、余分な感覚的な情報はほとんど忘れてしまいます。

反対に、繰り返し入ってくる情報に対しては脳が必要だと判断するため、覚えていきます。

仕事や勉強法をルーティン化するといいと言われるのは、このためです。

「年齢とともに覚えられなくなった」という声もよく聞きますが、それは年齢とともに覚えるべき情報が増えたからです。

子どもの頃は、家庭と学校での情報が人生のほぼすべてで、その範囲で見聞きする情報だけを覚えればいいですが、大人になり社会へ出るとそうはいきません。

年齢や経験が増えるほど、頭に入ってくる情報は増えていきます。

幼い子どもは本の一ページの内容そのままを覚えるのに対し、大人は一ページの内容の中に含まれる多くの関連情報まで処理しています。

でも脳の容量には限界がありますから、感覚的な情報はどんどん忘れていきます。だから歳を取るほど覚えられなくなるのです。

「マジカルナンバー」といって、**人間の記憶に留まりやすい単位は七つ**だとされています。覚えることが七つ以上あった場合、そのうちのいくつかをルーティンとして一つに集約し、脳の負担を減らすことがコツです。

たとえば、起きたら窓を開ける、トイレに行く、洗面をするなど、朝の七つの動作があるとすれば、いちいち思い出しながらやる人は少ないでしょう。ルーティン化して一つにまとめ、無意識にこなしているはずです。

その分、脳に余白が生まれるため、新たな情報を蓄積することができます。

いかに余白を増やして脳を軽量化するか——。

これがフリーズしない脳をつくるコツの一つと言えます。

「午前に雑用、午後に重要仕事」——脳が最高に冴えるコツ

人間には約六〇兆個の細胞があり、すべてに「**時計遺伝子**」がついています。

時計遺伝子は、朝から一個ずつ起きていき、午後には覚醒する細胞の数はどんどん増えていきます。

スポーツの試合は午後に行なわれることが多いですが、競技で記録を出したいときは、「**午後のほうがよい成果が出やすい**」傾向にあるからです。

朝起きて朝食をとると、食べ物が胃に入り胃の中の消化機能が目を覚まします。次々に体中の細胞が起きてきますが、午前中にすべてが動き出すとは限りません。

午後のほうが覚醒している細胞は多いのです。これに合わせて、午前中は朝礼やメ

ールチェック、データ整理などの簡単な作業を行なうのがおすすめです。

重要な会議や商談、クリエイティブな作業など、**脳をフル活用する仕事は、午後に行なうほうがよい成果が出ます。**

どうしても眠くて昼寝をするならば、昼食のあとに三〇分以内にしてください。脳がリセットされ、さらに冴えることになります。

また、**脳を活性化するには「運動」も大切**です。

運動をすれば、脳へ血液が送られます。カナダの脳神経外科医、ワイルダー・グレイヴス・ペンフィールドによると、脳の大脳新皮質運動野というエリアには運動神経細胞があり、頭頂部から耳の穴へ向かって、足、腰、体幹……と体の下部位から上部位の順に司るエリアが並んでいます。

つまり、歩けば歩くほど、動けば動くほど、足先まで血流が行きわたり脳が活性化するということです。

覚醒を促すという目的のためには、**朝の散歩**が有効です。時間の目安は、起床後一時間以内に、一五分から三〇分程度で十分です。歩くときのリズムが重要なので、同じテンポでリズミカルに歩きましょう。

体力に余裕のある人は、早歩きで軽快に歩くとさらにいいです。**週に一、二回だけでも効果があります**。不定期でも徐々に朝の目覚めがスッキリと改善していきます。まずは、ハードルを下げて習慣化することが大切です。

軽いジョギングやストレッチなら、夜に行なっても効果的です。軽い運動で適度に体温を上げ、その後、入浴やシャワーで体を温め、湯冷めしないうちにベッドに入りましょう。体から熱が放散して徐々に体温が下がり、眠りにつきやすくなります。

寝つきが悪い人は、寝る前の軽い運動を試してみてください。

ただし、寝る前の激しい運動はかえって睡眠の妨げになるので注意が必要です。ジムに行ってトレーニングをしたり大量の汗をかいたりする運動は、脳を興奮させますので控えましょう。

人は深部体温が下がると眠気を感じますが、激しい運動をすると逆に体温が上がりすぎてしまい、寝るどころか眼が冴えてしまいます。寝る前二時間以内に激しい運動をするのは避けましょう。

「いい睡眠」で脳の疲れを取る。

すぐに感情的になって、頭の中が真っ白になってしまうのは、前頭葉が感情を抑制できずに、思考停止に陥ってしまっているからです。

これは、忙しすぎて睡眠時間が不足していたり、時間は足りていても、睡眠の質が悪かったりして、いわゆる「**睡眠負債**」が蓄積していることが原因です。

脳の疲労は、睡眠でしか取ることができません。睡眠に問題があれば、その影響は必ず脳にも及びます。

まずは「生活の原点」をつくって、**毎朝同じ時間に起きる**こと。前の日に寝る時間が遅くなったとしても、朝は必ず同じ時間に起きるようにすると、生体リズムが整ってきます。

それと、**同じ時間に朝食を摂る**ことも重要です。毎朝、同じ時間に朝食を摂ると、朝食の一時間ほど前から消化器系の活動が活発になるなど、生活にリズムが生まれるのです。

そして、運動を習慣にしましょう。**朝二〇分の散歩**などの軽い運動がおすすめです。

まずはこの三つを心がけるだけでも、睡眠の質が高まると思います。

どんなに忙しいときでも、睡眠時間はできるだけ確保する――。

これが、感情に振り回されずに、脳を冴えた状態に維持する確実な方法です。

本文ＤＴＰ　宇那木孝俊

脳《のう》をフリーズさせない８つの方法《ほうほう》

著　者――築山　節（つきやま・たかし）

発行者――押鐘太陽

発行所――株式会社三笠書房

〒102-0072 東京都千代田区飯田橋3-3-1
電話：(03)5226-5734（営業部）
　　：(03)5226-5731（編集部）
https://www.mikasashobo.co.jp

印　刷――誠宏印刷

製　本――若林製本工場

ISBN978-4-8379-2959-8 C0030

三笠書房

心配事の9割は起こらない

減らす、手放す、忘れる「禅の教え」

枡野俊明

心配事の〝先取り〟をせず、「いま」「ここ」だけに集中する

余計な悩みを抱えないように、他人の価値観に振り回されないように、無駄なものをそぎ落として、限りなくシンプルに生きる——それが、私がこの本で言いたいことです（著者）。禅僧にして、大学教授、庭園デザイナーとしても活躍する著者がやさしく語りかける「人生のコツ」。

小さなことにくよくよしない88の方法

リチャード・カールソン［著］
和田秀樹［訳］　フジモトマサル［イラスト］

「いいこと」が1日24時間起こる世界一簡単なルール！

ストレスを減らし、もっと〝元気で楽しい〟自分になれる心の魔法薬。▼「1時間だけ悩んで」あとは忘れる ▼「いちばん意見を言われたくない人」のアドバイスこそ妙薬 ▼「理想の自分」の〝自己紹介文〟をつくる ▼自分が貢献できる〝小さなこと〟を探す　…他

できる人は必ず持っている一流の気くばり力

安田 正

「ちょっとしたこと」が、「圧倒的な差」になっていく！

気くばりは、相手にも自分にも「大きなメリット」を生み出す！ ◆求められている「一歩先」を ◆お礼こそ「即・送信」 ◆話した内容を次に活かす ◆言いにくいことの上手な伝え方 ◆「ねぎらいの気持ち」を定期的に示す　……気の利く人は、必ず仕事のできる人！

T30364